Das Herz und die Blutgefäße

Ein Wegweiser zur richtigen Lebensführung für gesunde und kranke Menschen

Von

Dr. W. Schweisheimer

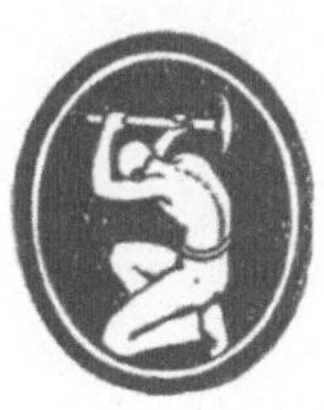

Mit 26 Abbildungen im Text

München · Verlag von J. F. Bergmann · 1923

Es gibt in der Natur ein Zugängliches und ein Unzugängliches. Dieses unterscheide und bedenke man wohl und habe Respekt. Es ist uns schon geholfen, wenn wir es überall nur wissen, wiewohl es immer sehr schwer bleibt, zu sehen, wo das eine aufhört und das andere beginnt. Wer es nicht weiß, quält sich vielleicht lebenslänglich am Unzugänglichen ab, ohne je der Wahrheit nahezukommen. Wer es aber weiß und klug ist, wird sich am Zugänglichen halten, und indem er in dieser Region nach allen Seiten geht und sich befestigt, wird er sogar auf diesem Wege dem Unzugänglichen etwas abgewinnen können, wiewohl er hier doch zuletzt gestehen wird, daß manchen Dingen nur bis zu einem gewissen Grade beizukommen ist und die Natur immer etwas Problematisches hinter sich behalte, welches zu er=gründen die menschlichen Fähigkeiten nicht hinreichen. *Goethe zu Eckermann*

Vorwort.

Der Aufforderung des Verlages, ein gemeinverständliches kleines Buch auf streng wissenschaftlicher Grundlage über das gesunde und das kranke Herz und die Blutgefäße zu schreiben, folgte ich um so lieber, als das Wissen und Verstehen des Kranken, um das, was ihm fehlt, mir die Vorbedingung für eine erfolgreiche Behandlung der Herz- und Gefäßleiden zu sein scheint. Der Arzt ist auf die Mitarbeit des Kranken hier besonders angewiesen; sie kann aber nur eintreten, wenn dem Kranken zunächst die Grundlagen des Ablaufes der Herztätigkeit verständlich sind. Auch die Verhütung von Herzkrankheiten wird dadurch auf eine ganz andere, sicherere Grundlage gestellt. Der Gesunde wird so erkennen, wodurch er sich vor Schaden bewahren kann. Der Kranke wird sehen, daß gerade bei Herz- und Gefäßleiden unter richtiger, bewußter Lebensführung ein wahrhafter Optimismus angebracht ist.

Von einer schematischen Fremdwörterausschaltung wurde abgesehen. Selbstverständlich muß jedes Fremdwort erklärt werden. Erfahrungen in Unterricht und Vortrag haben mich indes gelehrt, daß es für den Laien sicher leichter ist, „Arterien" und „Venen" zu unterscheiden als „Schlag-" oder „Pulsadern" und „Blutadern". Auf die Psychologie des Lernenden muß Rücksicht genommen werden. Fremdwörterausmerzung soll ja das Verständnis heben, nicht erschweren. Wo die entgegengesetzte Wirkung eintritt, muß das Fremdwort bleiben.

Man wird hier auch so einfache, aber praktisch wichtige Dinge finden wie Anleitung zum Pulsfühlen. Sie ist in keinem anderen derartigen Buch angegeben, und dabei doch mindestens so bedeutungsvoll auch für den Laien wie Messen der Körperwärme.

Ein besonderer Abschnitt ist der heute sehr wichtigen und aktuellen Frage der Beziehungen zwischen Sport und Herz gewidmet.

Es besteht kaum ein Zweifel, daß in unruhigen, sorgenvollen Zeiten, wie sie jetzt seit einem Jahrzehnt die europäische Kulturwelt schütteln, auch das gesunde und das kranke Herz weit stärkerer Belastung ausgesetzt sind als früher. Die zahlreichen Abhandlungen in den Tageszeitungen, die sich mit den Folgen des Krieges auf das Herz, mit dem „nervösen Herz", dem „Börsenherz" usw. beschäftigen, geben einen Widerschein der hier vorliegenden und auch sonst dem Arzt gegenüber ihren Ausdruck findenden Beunruhigungen. So kann ein solches Buch gerade als aktuell, seine Bestrebung im besonderen Sinn des Wortes als zeitgemäß bezeichnet werden.

München, Oktober 1923.

W. Schweisheimer.

ISBN-13: 978-3-642-90389-2   e-ISBN-13: 978-3-642-92246-6
DOI: 10.1007/978-3-642-92246-6

Inhaltsverzeichnis.

1. Einleitung.

Angst, Leiden, Kümmernis — sie entstehen viel mehr aus Unwissen und Halbwissen als aus Verstehen und Erkennen.

Herzkrank! Dieser Begriff ist für viele gleichbedeutend mit ständigem Kranksein, Verlust von Lebensfreude und Arbeitsfähigkeit, frühem Tod. In Wirklichkeit ist eine solche Vorstellung ganz falsch. Aus einer halben Kenntnis werden ganze Schlüsse gezogen, und zwar, wie es der Denkart vieler Menschen und sehr vieler Kranker entspricht, in eine möglichst ungünstige Richtung. Kaum jemals ist eine von Grund aus optimistische Auffassung so berechtigt wie bei chronischen Leiden des Herzens und der Gefäße. Die Reservekräfte des menschlichen Körpers sind erstaunlich groß. Beim Herzen, dem Mittelpunkt des Blutkreislaufs, treten ihre Fähigkeiten in überzeugender Leuchtkraft zutage. Der halbwissende Erwachsene wundert sich oft, was ein Kind an Krankheiten alles aushalten kann; er bedenkt dabei nicht, daß gerade das Kind den größten Vorrat an unverbrauchten, nicht einseitig festgelegten Kraftreserven besitzt. Aber auch im späteren Leben ist eine weitgehende Umgestaltung und Anpassung der Organe an den speziellen Zweck möglich. Die Fähigkeit bleibt bis ins hohe Alter erhalten. Wer diese Vorgänge und die Grundlagen, auf denen sie beruhen, im einzelnen verfolgt und betrachtet, wird immer von neuem von Bewunderung erfüllt werden über die Anpassungsfähigkeit des lebenden Körpers an einmal gegebene Hindernisse und Umänderungen der normalen Lebensbedingungen. Dadurch allein wird allerdings das Erhaltenbleiben der notwendigen Leistungsfähigkeit gewährleistet.

Natürlich darf das Allgemeinverhalten eines Menschen den Bemühungen seiner Organe, die sich unter Krankheitseinfluß geeignet umändern wollen, nicht gerade entgegenarbeiten. Bedachte Vorsicht muß sie vielmehr unterstützen. Ein Mensch mit einem kranken Herzen („Herzfehler"), dessen Herz gerade in Umbildung und Angleichung begriffen ist oder nach erfolgtem Umbau noch Schonung braucht, kann sein Herz nicht in der gleichen Weise beanspruchen und belasten wie ein junger Mensch mit frisch-unverbrauchten Organen. Er muß wissen, verstehen, um was es sich handelt, und dann in seinem Verhalten auch die erforderlichen Folgerungen ziehen.

Vorsicht und Optimismus, das sind die zwei Leitsterne, die wahrhaft den Weg des Herzkranken führen müssen und können.

Es ist vielfach Sitte — keine gute Sitte —, daß man sich scheut, einem Kranken die Wahrheit über sein Leiden zu sagen, auch da, wo er sie gut vertragen und verstehen kann. Ein Mensch, dessen Herz und Gefäße chronisch erkrankt sind, muß wissen, daß er nicht so leistungsfähig ist wie ein Gesunder. Nur dann wird er sich in seinem Verhalten danach richten. Würde ein Arzt den Herzkranken, der zu ihm zur Untersuchung kommt, nur zur Beruhigung mit einigen nichtssagenden Worten abspeisen, als „nervöse Herzbeschwerden" kennzeichnen, was in Wirklichkeit eine Veränderung an den Herzklappen ist, als rasch vorübergehende Herzstörungen, was tatsächlich nur unter dauernder richtiger Lebensführung gebessert zu werden vermag, so würde er dem Kranken nichts Gutes tun. Denn bei derartigen Leiden, die ohne Beschwerden jahrzehntelang bestehen können, wenn die Lebensführung die Kräfte des Körpers unterstützt, kann falsche Lebensweise — wie sie der Unwissenheit entspringt — rasch zu· Kräfteverfall und Versagen des Herzens führen.

Der umgekehrte Fall ist allerdings häufiger: daß nämlich der Kranke, der den Arzt mit den schwärzesten Befürchtungen über die Tragweite seines Leidens aufsucht, dessen entschiedenem Rat zu hoffnungsfreudiger Auffassung von Beschwerden und Verlauf der Krankheit mißtraurisch gegenübersteht. Da wird gegrübelt, ob nicht Wichtiges verschwiegen wurde, ob nicht Schlimmes lediglich zum Trost als besser hingestellt wurde, als es der Wirklichkeit entspricht. Und doch treffen die hoffnungsbestimmten Worte des Arztes auch in scheinbar schwereren Fällen durchaus das Richtige. Es sei hier abgesehen von jenen zahlreichen Fällen, wo bei anatomisch unverändertem Herzen nervöse Herzbeschwerden bestehen, die zwar unangenehme Störungen verursachen, niemals jedoch gefährlich werden können. Aber auch bei Menschen mit Herzklappenfehlern, Herzmuskelerkrankungen usw., mit Arteriosklerose und anderen Gefäßveränderungen wird die meist hoffnungsfreudige Ansicht des Arztes bei geeigneter Mithilfe des Kranken durch den weiteren Verlauf ihre Bestätigung finden.

Aktive Mitarbeit des Kranken ist dabei unbedingte Voraussetzung. Sie wird geleistet durch richtige Lebensführung. Auch der erfahrenste Arzt und die wirksamsten Medikamente sind in der Regel nicht in der Lage, ein erkranktes Herz wieder in ein gesundes umzubauen. Der Arzt ist kein Zauberer und das Herz ist nicht auswechselbar. Wohl aber ist es möglich, den leidenden Herzkranken so zu führen, daß er sich wieder völlig gesund fühlt, und bei geeigneter Lebensweise auch tatsächlich gesund und leistungsfähig ist.

Wenn der Herzkranke das Wesen und die Grundlagen seines Leidens erkannt hat, wenn er die vielen Umbildungsmöglichkeiten des behinderten Herzens erfaßt hat, wenn er insbesondere gelernt hat, was er selbst zu Unterstützung des Organs tun kann, dann wird das Leiden den Anschein des Unheimlichen bald verlieren, der ihm im ersten Augenblick in der Auffassung zahlreicher Menschen offenbar anhaftet. Denn in Wirklichkeit ist nichts Unheimliches daran, sondern es handelt sich um eine klare, logische Verknüpfung von Ursachen und Folgen. Hoffnungsfreude und ein berechtigter Optimismus werden dann sogar in ganz besonderem Maße beitragen, dem Herzen die gestellten Aufgaben zu erleichtern. Es wird die Erkenntnis eintreten, daß ein Ausgleich möglich ist, der das Leben wieder lebenswert macht, die Leistungsfähigkeit auf hoher Stufe erhält.

Wie kaum bei einer anderen ständigen Veränderung im Körper ist bei Herz- und Gefäßkrankheiten die Mithilfe des Patienten mittels geeigneter Lebensführung durch nichts anderes zu ersetzen. Mancher Herzkranke meint, recht viel Medikamente, Badekuren usw. müßten ihm rasch und sicher helfen. Nein, fort mit solchem Irrtum. Dauernd genommene Medikamente wirken nicht mehr. Man muß sie aufheben für etwaige dringende Fälle. Für den chronischen

Alkoholiker ist Alkohol ein Gift, das auch als Arzneimittel nicht mehr wirkt. Für den Nichtgewöhnten bedeutet Alkohol dagegen ein unübertreffliches Medikament, das bei Lungenentzündung usw. wie kaum ein zweites rasch und sicher wirksam wird. Ebenso ist es mit den Herzmitteln. Sie dürfen nicht chronisch genommen werden, sondern lediglich als Aushilfsmittel zur Verwendung kommen. Eine zweckmäßige, den Bedürfnissen entsprechende Lebensweise muß ausgedacht und dann konsequent durchgeführt werden. Mit Bewußtheit und Starrsinn muß dann freilich an dem als richtig Erkannten festgehalten werden. Wenn auch zeitweilige Ausnahmen im einzelnen Fall möglich sein werden, so muß doch ganz allgemein der Lebenslauf so fest gefügt sein, daß er ohne neue Überlegungen richtig abrollt, daß er in der Tat zur zweiten Natur geworden ist.

2. Bau und Tätigkeit des gesunden Herzens.

Wer weiß etwas vom Herzen?

Wer kennt sich hier aus, im Mittelpunkt des Lebensgetriebes? Es ist nicht so ganz einfach, die Tätigkeit und den Mechanismus dieses rastlos arbeitenden Motors zu verstehen. Wer nicht mit verbundenen Augen und ohne sich umzusehen durchs Leben geht, den locken am meisten die großen Wunder und Rätsel des täglichen Lebens, die unerfaßlichen Geheimnisse in der eigenen Brust. Wenn ihr Vorhandensein einmal ihm bewußt ist, erwacht auch das Streben, klaren Auges zu schauen und zu begreifen, was Menschen zu erkennen vergönnt ist.

Den meisten, auch selbständig denkenden Menschen kommt vom tatsächlichen Getriebe und Gefüge des Motors in ihrer Brust nichts zum Bewußtsein. Sie wissen von ihm nicht mehr und nicht weniger als — was der Dichter singt. Ein unbekanntes, geheimnisvolles Etwas klopft und hämmert ihnen in der linken Seite der Brust, beklemmt den Sinn in Unrast, droht die Umwandung in Überschwenglichkeit zu sprengen; hier brennt dem Liebenden das Gefühl froher Seligkeit, hier verzehrt den Angstgefolterten, Gramgehetzten die Empfindung dumpfen Bangens.

Gerade nur die gefühlten, dem Wissen ungelösten Dinge, die Rätsel auch für den Anatomen und Physiologen und Arzt, scheinen den meisten Menschen am Herzen am geläufigsten. Unbekannt dagegen ist ihnen, was jahrhundertealtes menschliches Forschen bereits erfaßt und gefunden hat. Und doch hat gerade auf diesem eng umgrenztem Gebiet, trotz aller noch bestehenden Dunkelheiten, menschlicher Wissensdrang im Laufe langer Zeiten klare Einsicht in den Ablauf wichtigster Lebensvorgänge geschaffen, hat auch die technischen Grundlagen lebendiger Leistungen in anschaulicher Weise verstehen gelehrt.

Das Herz ist der Mittelpunkt der Ernährungs- und Stoffwechseleinrichtungen. Seine Aufgabe ist die Beförderung jener Flüssigkeit, die den Träger für alle zur Ernährung notwendigen, im Stoffwechsel gebildeten Stoffe darstellt: des Blutes. Das Herz dehnt sich aus und zieht sich zusammen. Bei raschem Zusammenpressen wird das mit Nährstoffen und mit Sauerstoff gesättigte Blut herausgepreßt, kommt in alle größeren und feineren Blutgefäßäste, in alle Gewebe und Organe, in die entfernteste Zelle. Dort gibt es ab, was es an wichtigen Bestandteilen mit sich führt, und was ihm beim Vorbeiströmen abverlangt wird. Dafür nimmt es auf, was ihm von den Darmzellen an Ernährungsstoffen, an Eiweiß, Fett und Kohlehydraten mitgegeben wird, an Mineralsalzen und Wasser, von den Lungenzellen an Sauerstoff. Es nimmt auch auf, was die Zelle an Abfallstoffen (Endprodukte des Zellstoffwechsels) bereit hat, womit sie nichts mehr anfangen kann, und was sie aus ihrem sauberen Haushalt als überflüssig, lästig und schädlich entfernt haben will.

Beim Weiterfließen gibt das Blut an dafür bestimmten Stellen, so in den Lungen und in den Nieren, das Verbrauchte nach außen ab; jetzt ist es wieder fähig, neue für Ernährung und Atmung wichtige Stoffe aufzunehmen und mitzuführen. In steter Gleichmäßigkeit, ohne Rast, ohne Ruhe, solange das

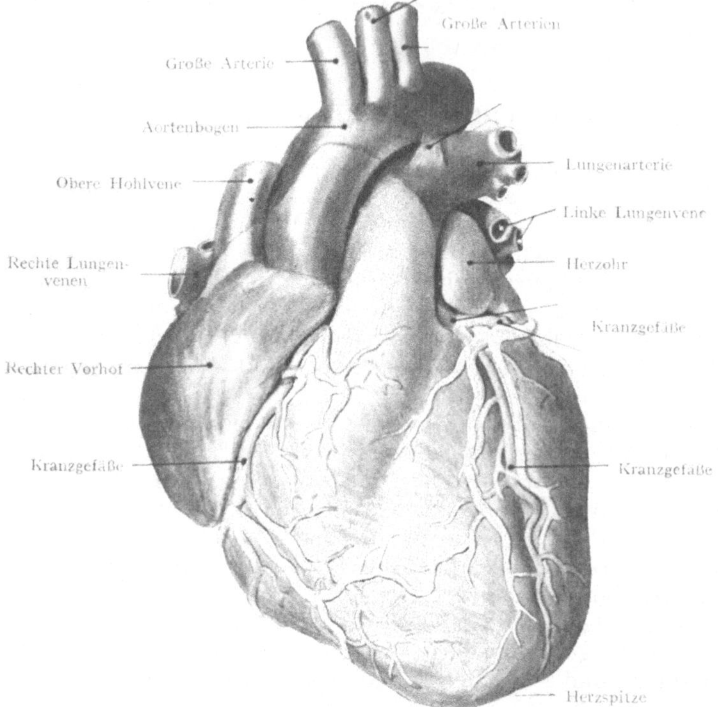

Abb. 1. Herz von vorne.

Leben währt, geht dieser Kreislauf fort. Eine auch nur kurze Zeit währende Unterbrechung ruft unwiderherstellbaren Verfall lebenswichtiger, namentlich der nervösen Gebiete hervor. Je lebenswichtiger ein Organ ist, um so schwerer wiegt eine auch nur kurzdauernde Unterbrechung des Blutstromes in ihm. Beim Arm kann (zur Blutleermachung bei Operationen, zur einstweiligen Stillung einer Blutung) der Blutzufluß einige Zeit gehemmt werden — und wenn nach einer Stunde die den Blutstrom absperrende Binde gelöst wird, stellt sich der ehemalige Blutkreislauf in dem Glied ohne Schädigung wieder her. Bei allzulangem Aussetzen des Blutstromes tritt allerdings auch hier ein Absterben des Gliedes ein. Anders ist es bei einem so empfindlichen Organ wie dem Gehirn. Hier genügt kurzdauernde Unterbrechung der Blutzufuhr, um nicht mehr ausgleichbare Schädigungen hervorzurufen. Mit dem Aufhören des unaufhörlich rollenden Blutkieislaufes erlischt das Leben, sei es nur in dem von der Blutzufuhr abgesperrten Teil oder bei weiterem Umsichgreifen im ganzen Körper.

Die Bedeutung dieses ruhelos kreisenden Geschehens im lebenden Körper dringt erst beim Auftreten von Störungen eindringlich zum Bewußtsein. Vom normalen Vorgang merkt man nichts, — so wenig wie der sich seiner Gesundheit bewußt ist, der nicht krank ist oder nie Krankheit kennen gelernt hat. Das „Alles fließt" des Heraklit gilt hier im wörtlichsten Sinn: alles fließt, alles muß unaufhörlich in Bewegung sein, soll die gestellte Aufgabe, die Versorgung jedes Lebensteils mit leben- und kraftspendenden Stoffen, durchgeführt werden können.

Und die Triebkraft, die den Blutkreislauf in Bewegung hält, der lebende Motor, der in Ruhe und Gleichmäßigkeit immer neuen Anstoß zur Fortbewegung gibt, ist das Herz.

Herz und Blutkreislauf.

Die lebenspendende Flüssigkeit, das Blut, kreist in einem geschlossenen Röhrensystem durch den ganzen Körper. Der Mittelpunkt des Röhrensystems, — Anfang und Ende, wenn man will — ist das Herz. Das Herz ist ein Muskel, ringförmig angeordnet; in der Höhlung des Ringes fließt das Blut. Ein aus dem Körper genommenes Herz sieht rot und fleischig aus, wie jeder andere Muskel auch. Wie jeder Muskel besitzt auch der Herzmuskel die charakteristische Fähigkeit, seine Fasern zu verkürzen und auszudehnen. Diese Eigenschaft ist kennzeichnend für alle Muskelgewebe. Aber während es uns möglich ist, die Skelettmuskeln beispielsweise willkürlich und absichtlich zusammenzuziehen und auszudehnen (das sieht man klar an jedem Athleten, der willkürlich den Bizeps, den zweiköpfigen Oberarmmuskel zusammenzieht, spannt, um seine Stärke vor Augen zu führen), ist der Herzmuskel solchen willkürlichen, durch die Bewegungsnerven auf den Muskel übertragenen Willenseinflüssen entzogen. Die Zusammenziehung und Ausdehnung der Herzmuskelfasern geht unwillkürlich vor sich. Derart lebenswichtige Vorgänge sind stets im lebenden Körper vom Willen unabhängig gemacht, — eine unbedingt notwendige Sicherheitsmaßnahme.

Wenn sich alle Fasern des Ringmuskels zusammenziehen, verkürzen, dann wird der eingeschlossene Hohlraum kleiner — etwa so, wie wenn man eine geschlossene Faust noch enger zusammenkrampft —, und auf den Inhalt, das Blut, wird ein fühlbarer Druck ausgeübt. Der Druck preßt das Blut dorthin, wo es ausweichen kann, wo eine Türe, eine Öffnung in dem Ringmuskel vorhanden ist. Umgekehrt: dehnt sich der Ringmuskel aus, dann wird die Höhle größer, sie erweitert sich. Infolgedessen kann neues Blut in sie hineinfließen, wird geradezu in sie hineingesaugt. Die Öffnungen in dem Ringmuskel, durch die das Blut hinausgepreßt wird und wieder hereinströmt, sind die Abgangs- und Einmündungsstellen der großen Blutgefäße am Herzen. Die vom Herzen ausgehenden Gefäße heißen Arterien oder Schlagadern, die zu ihm hinführenden Gefäße Venen oder Blutadern. Die Wirkung des Herzens gleicht also der eines Gummiballes, der zusammengedrückt seinen flüssigen Inhalt in den von ihm ausgehenden Schlauch entleert. Was aber beim Gummiball passiv durch den Druck der umschließenden Hand hervorgerufen wird, das bewirkt der Herzmuskel aktiv durch die ihm innewohnende Kraft der Zusammenziehung (Kontraktion) und Ausdehnung (Dilatation).

So einfach wie einen glatten, runden, nicht abgeteilten Gummiball darf man sich aber das Herz nicht vorstellen, vielmehr ist es ein aufs feinste ausgestattetes und aufs zweckmäßigste eingeteiltes Organ. Das Herz besteht aus zwei Teilen; sie arbeiten mit maschinenmäßiger Genauigkeit zusammen, aber jeder Teil hat eine andere Aufgabe zu erfüllen. Bei manchen Tieren und auch noch bei der ungeborenen menschlichen Frucht sind die Verhältnisse des Herzbaus und der Herzeinteilung anders als beim ausgereiften Menschen nach der Geburt. Alles Blut, das im ungeborenen Kind kreist, kommt von der Mutter. Das ungeborene Kind braucht sich daher auch nicht mit seinen eigenen Organen um die Zufuhr lebenswichtiger Stoffe, um Sauerstoff, um Nährstoffe, zu bemühen; ihm wird alles bereits fertig und vorgebildet vom mütterlichen Säftestrom geliefert. Die Notwendigkeit, das Blut, bevor es in den großen Kreislauf übertritt, erst im Lungenkreislauf mit Sauerstoff versehen zu lassen, fällt also beim ungeborenen Kind weg. Die Anordnung des Blutkreislaufes, wenn auch im wesentlichen die gleiche, ist infolgedessen doch in einigen wichtigen Zügen anders als nach der Geburt. Es bestehen Verbindungsgänge zwischen großen Gefäßen, eine Öffnung zwischen den beiden — später durch eine Scheidewand getrennten — Vorhöfen, lauter höchst sinnvolle Einrichtungen, die beim Herz und Blutkreislauf des ungeborenen Kindes einen möglichst einfachen, aber allen Anforderungen entsprechenden Mechanismus gewährleisten.

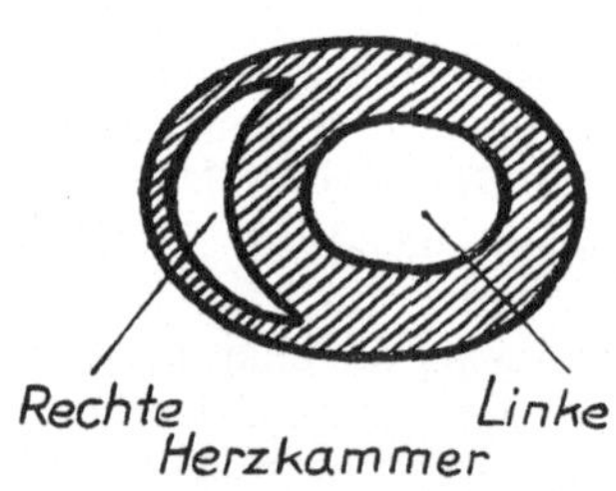

Abb. 2. Querschnitt durch die rechte und die linke Herzkammer.

Die Form der linken Kammer ist rundlich, die der rechten halbmondformig. Die Wandmuskulatur der linken Kammer ist entsprechend der zu bewaltigenden größeren Aufgabe stärker und dicker als die der rechten.

Im Augenblick der Geburt ändern sich die Verhältnisse von Grund auf Mit der Loslösung vom mütterlichen Blutkreislauf, mit dem ersten selbständigen Atemzug treten ganz neue Anforderungen an den bisher vom Mutterorganismus abhängigen kindlichen Körper heran. Die veränderten Zustände, namentlich die mit dem Einsetzen der Atmung umgestellten Druckverhältnisse in Herz und Blutkreislauf, lassen Gefäßverbindungen, die jetzt nicht mehr nötig sind, veröden. Die Öffnung zwischen den beiden Vorhöfen schließt sich augenblicklich und verwächst in kurzer Zeit fest und für dauernd. Es stellen sich nunmehr die Verhältnisse in Herz und Blutkreislauf her, wie sie sich beim ausgereiften Menschen und Säugetier finden, und wie sie in schematischer Fassung aus der Abbildung 3 zu ersehen sind.

Das Herz hat hier zwei Kreisläufe des Blutes in Bewegung zu erhalten. Der große, durch den ganzen Körper sich erstreckende Körperkreislauf wird von der linken Herzhälfte getrieben, der kleine durch die Lungen fließende Lungenkreislauf von der rechten Herzhälfte. Linke und rechte Herzhälfte sind durch eine von oben nach unten gehende, aus Herzgewebe bestehende Scheidewand getrennt, — eine Tatsache, die der große Anatom Vesalius in der Mitte des 16. Jahrhunderts endgültig festgestellt hat. Jede der beiden Herzabteilungen verfällt aber wiederum in zwei Unterabteilungen, eine obere, als Vorhof (Atrium), und eine untere, als Kammer (Ventrikel) bezeichnete Höhle. Und die Muskulatur eines jeden dieser insgesamt also vier Teile zieht sich in eigener Bewegung zusammen. Vorhof und Kammer sind auf jeder Seite durch eine

Öffnung miteinander verbunden, die durch eine Türe, die Herzklappen, geschlossen werden kann.

Die Fortbewegung des Blutes innerhalb des Herzens spielt sich demnach folgendermaßen ab. Zwei große Hohlvenen bringen das gesammelte Blut aus der oberen und unteren Körperhälfte in den rechten Vorhof. Von hier wird es durch die erwähnte Öffnung in die rechte Kammer getrieben. Von der rechten Kammer geht die Lungenarterie zur Lunge. Sie verteilt sich dort in die kleinen Blutgefäße der Lunge (in der rechten und linken Lunge), die sich wieder zur Lungenvene sammeln. Die Lungenvene mündet in den linken Vorhof ein.

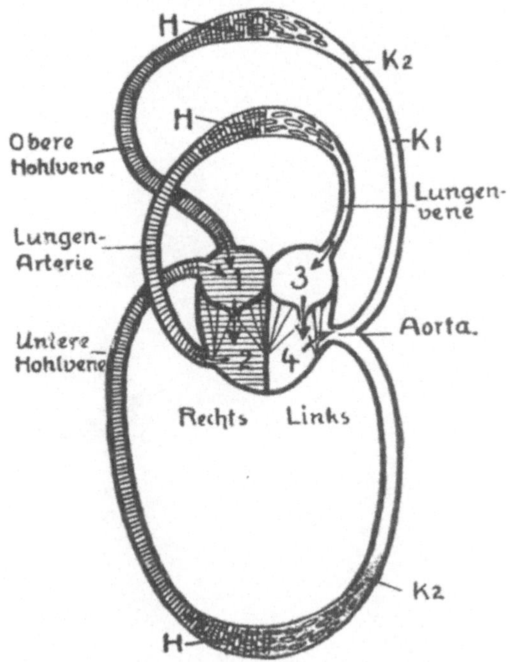

Abb. 3. Schematische Darstellung des Blutkreislaufes.

Rechter Vorhof 1 — Rechte Kammer 2 — Lungenkreislauf — Linker Vorhof 3 — Linke Kammer 4 — Aorta — Kreislauf zur oberen und unteren Körperhalfte. H und K sind Haargefäße (Kapillaren) verschiedener Größe.

Die Zusammenziehung der rechten Kammer preßt das Blut also in die Lungenarterie. Auf seinem Weg zwischen rechter Kammer und linkem Vorhof ist das Blut daher gezwungen, den kleinen (Lungen-) Kreislauf zu durchströmen.

Wenn das Blut mit der Lungenvene in den linken Vorhof gebracht ist, so wird es von diesem durch die Vorhof-Kammer-Öffnung hindurch, die gleichermaßen wie rechts auch auf dieser Seite angebracht ist, in die linke Kammer getrieben. Von der linken Herzkammer nimmt die große Körperschlagader, die Aorta, ihren Ausgang. Eine Zusammenziehung der linken Kammer preßt das Blut in die Aorta. Diese verzweigt sich im großen (Körper-) Kreislauf in immer kleinere Äste bis zu den feinsten Haargefäßen, den Kapillaren; sie vereinigen sich wieder zu Venen und führen schließlich in zwei großen Blutadern, der oberen und unteren Hohlvene, das Blut in den rechten Vorhof zurück.

Damit ist der Kreislauf des Blutes beendet und beginnt augenblicklich — mit der nächsten Zusammenziehung des rechten Vorhofes — von neuem.

In den großen Kreislauf sind noch zwei wichtige Unterabteilungen eingeschaltet: in den Nieren und in der Leber. In beiden Organen lösen sich die Gefäße noch, abgesehen von der gewöhnlichen Auflösung in Haargefäße, in kleinste

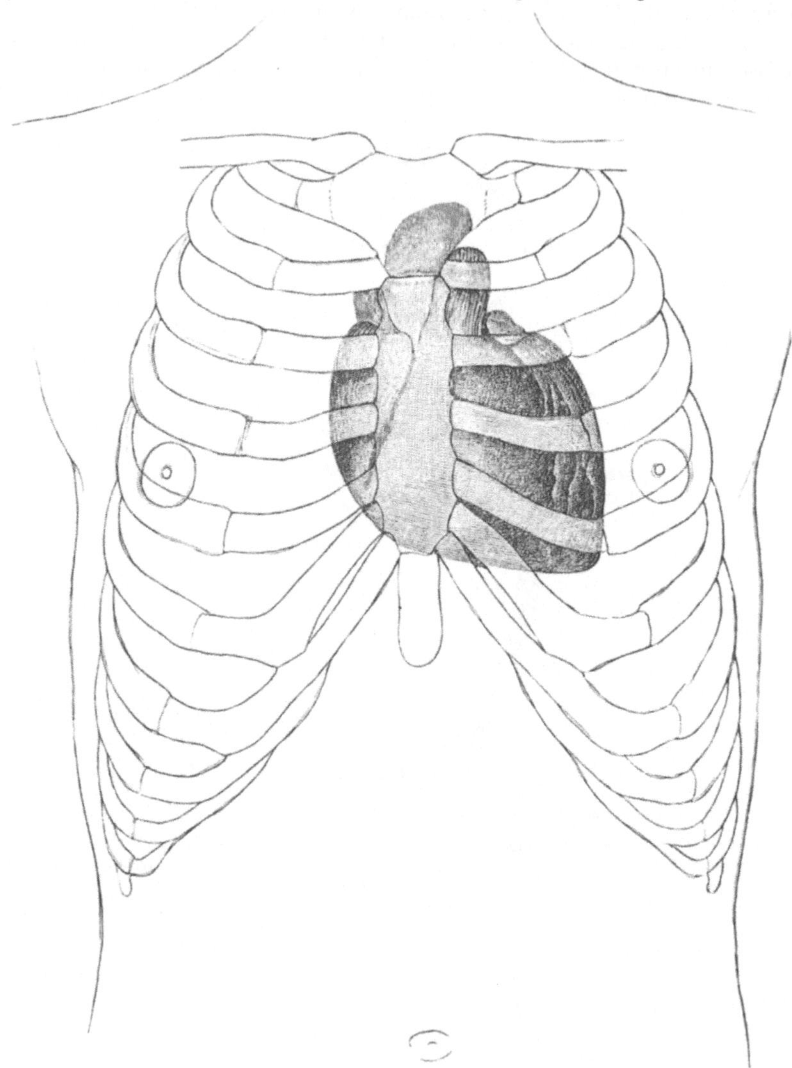

Abb. 4. Lage des Herzens im Körper.
Die Herzspitze links im 5. Zwischenrippenraum, innerhalb der Brustwarze.

Nieren- und Pfortadergefäße auf und sammeln sich dann wieder. Diese Einrichtung dient in der Niere zur Absonderung des Harns, in der Leber (Pfortader) zur Bildung der Galle. Auch die Durchbewegung des Blutes durch diese beiden Gefäßsysteme hat das Herz mit zu besorgen.

Man darf nicht denken, daß die Kenntnis des Blutkreislaufes, die so klar und selbstverständlich der heutigen Anschauung sich darstellt, sich leicht und mühelos der menschlichen Erkenntnis dargeboten hätte. Man dachte ursprünglich daran, das Herz sei der Sitz des Seelenlebens und der Gemütserregungen. Dann sprach man von Aufnahme der eingenommenen Flüssigkeit durch das Herz, an Aufnahme eines dunstartigen Stoffes, des „Pneuma", der bei der Atmung durch die Lunge in Herz und Blutgefäße gelange. Die letztere Ansicht, die der im 2. und 3. Jahrhundert n. Chr. lebende Arzt Galen vertrat, beherrschte lange alle medizinischen Anschauungen. Arterien und Venen waren wohl bekannt, aber daß die Arterien sich in kleine Haargefäße auflösen und diese wieder sich zu den Venen sammeln, dieser Einblick in den ununterbrochenen Zusammenhang des Blutkreislaufes bestand lange Zeit nicht. Und doch ist gerade diese Erkenntnis die Grundvoraussetzung für das Verständnis von der Tätigkeit und Bedeutung des Herzens.

Noch zu Shakespeares Zeiten, also zu Beginn des 17. Jahrhunderts, besaß die Galensche Anschauung im großen und ganzen unveränderte Geltung. Eine berühmte Stelle im ersten Akt des Shakespearschen „Coriolan" beruht noch auf der Galenschen Auffassung von Herz und Blutgefäßen. Der Freund Coriolans, Menenius Agrippa, gebraucht da in einer Ansprache einen Vergleich der Staatsbestandteile mit dem Bauch und den Gliedern. Die Stelle lautet in der Übertragung von Dorothea Tieck:

> „Wahr ist's, ihr einverleibten Freunde, sagt' er (der Bauch),
> Zuerst nehm' ich die ganze Nahrung auf,
> Von der ihr alle lebt; und das ist recht;
> Weil ich das Vorratshaus, die Werkstatt bin
> Des ganzen Körpers. Doch bedenkt es wohl:
> Durch eures Blutes Ströme send' ich sie
> Bis an den Hof, das Herz — den Thron des Hirns,
> Und durch des Leibs gewundene Organe
> Empfängt der stärkste Nerv, die feinste Ader
> Von mir den angemess'nen Unterhalt,
> Wovon sie leben. — — — Seht ihr auch nicht all auf eins,
> Was jeder einzelne von mir empfängt,
> Doch kann ich Rechnung legen, daß ich allen
> Das feinste Mehl von allem wieder gebe,
> Und nur die Klei' mir bleibt."

Die Kenntnis der Ansichten Galens, die damals in allen Kreisen der Bevölkerung verbreitet waren, erklärt die diesem Vergleich zugrundeliegenden anatomischen Kenntnisse. Und doch wurde gerade in jenen Tagen — sogar in Shakespeares weiterer Umgebung — jene Entdeckung gemacht, die seither den Blutkreislauf als etwas Selbstverständliches und Übersichtliches erkennen läßt: durch William Harvey.

Die grundlegende Schrift William Harveys, der von 1578 bis 1657 lebte, ist unter dem (lateinischen) Titel „Anatomische Untersuchung über die Bewegung des Herzens und des Blutes bei den Lebewesen" im Jahre 1628 erschienen. Sie zeigte die Zusammenhänge von Herz und Blutkreislauf in überzeugender Weise und nahm auch den Übergang des Blutes aus den Arterien in die Venen als sicher an. Der endgültige Beweis für letztere Annahme konnte erst erbracht werden, als das Mikroskop erfunden und in die Naturwissenschaft eingeführt war. Mit seiner Hilfe gelang es, die dem freien Auge nicht mehr erkennbaren feinen Verbindungsäste zwischen den kleinen Blutgefäßen zu sehen (Malpighi 1661). Damit war der endgültige Beweis für die Richtigkeit der Harveyschen Lehre geliefert. Sie hat seither unverändert Geltung behalten.

Die Herzklappen.

Wenn wir die Fortbewegung des Blutes im Herzen verständnisvoll betrachten, so erhebt sich sofort eine Frage: wieso kommt es denn, daß eine Zusammenziehung beispielsweise der linken Herzkammer das Blut in die Aorta, die große Körperschlagader, weitertreibt und nicht durch die Öffnung zwischen Kammer und Vorhof in den Vorhof zurück, aus dem es kommt? Diese sehr berechtigte und naheliegende Frage wird durch ein genaueres Kennenlernen einer ganz besonders sinnreich gebauten Einrichtung beantwortet: der Herzklappen. Die Herzklappen verschließen im geeigneten Augenblick die genannte Öffnung. Man hat sie sich als eine Türe vorzustellen, die wohl nach der einen Seite aufgeht, aber nicht nach der andern, nach Art jener Türen, auf denen innen steht „Drücken", außen „Ziehen". Drückt man bei einer solchen Türe auf der Seite mit der Aufschrift „Ziehen", so preßt man die Türe gerade gegen ein Hindernis für das Öffnen und wird sie niemals öffnen können, sondern immer nur fester verschlossen halten. Gerade so ist es beim Blut und den Herzklappen.

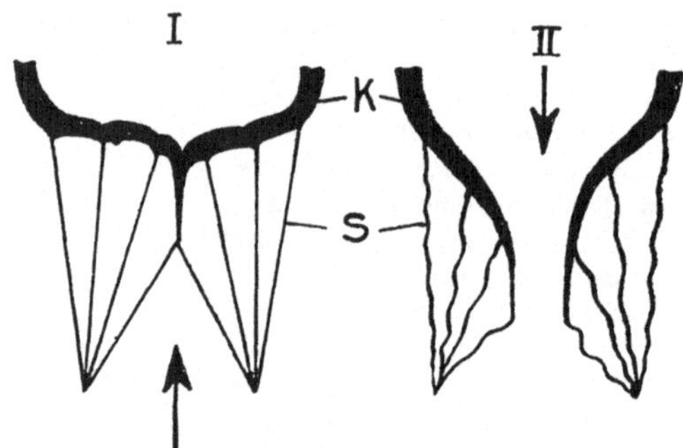

Abb. 5. Lage der Vorhofkammerklappen.
K == Klappen, S == Sehnenfaden, die in der Kammer entspringen und ein zu weites Zuruckweichen der Klappen nach dem Vorhof verhindern. I = Bei Zusammenziehung der Kammer druckt das Blut in der Pfeilrichtung selbsttatig die Klappen zu. II = Bei Erschlaffung der Kammer tritt das Blut vom Vorhof aus, der sich jetzt zusammenzieht, in der Pfeilrichtung in die Kammer ein.

Das Blut befinde sich im linken Vorhof. Ein Druck befördert es durch die Klappentüre der Vorhof-Kammer-Öffnung in die linke Kammer; denn nach dieser Richtung geht die Türe auf. Nun zieht sich die Kammer zusammen, und das Blut will wieder durch die Türe, durch die es gekommen ist, in den Vorhof zurück. Aber siehe da! Nach dieser Seite öffnet sich die Klappentüre nicht und je mehr die Kammer preßt und sich bemüht, um so fester preßt sie das Blut an die Klappentüre an, und um so fester wird der Verschluß. Denn die Herzklappen bestehen rechts aus drei, links aus zwei Segeln, die mit sehnigen Tauen in der Kammer befestigt sind, und sie spreizen sich bei einem Druck von der Kammer her wie Segel, in die der Wind bläst. So verschließen sie die Öffnung zum Vorhof vollkommen. Das Blut kann hier nicht mehr hinaus, kann nicht in den Vorhof zurück. Aber der Druck geht unaufhaltsam weiter, die Muskulatur der Kammer zieht sich zusammen. So muß das Blut notgedrungen unter dem Druck der sich zusammenziehenden Kammer zur anderen Öffnung hinaus, die ihm einzig zum Ausweichen bleibt: zur Aorta.

Solche Klappen, die der Herzmuskelzusammenziehung erst die Möglichkeit fruchtbarer und zielerreichender Auswirkung geben, befinden sich an

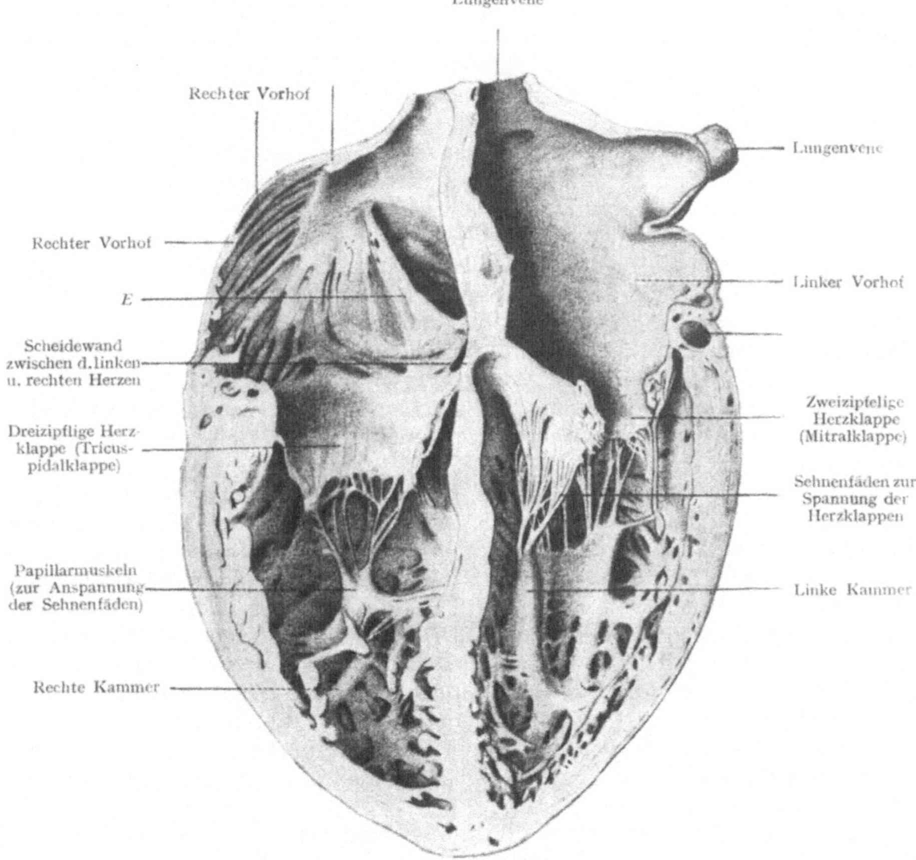

Abb. 6. Frontalschnitt des Herzens. Hintere Hälfte.

E = Falte, die beim Ungeborenen das Blut zu der Öffnung zwischen den beiden Vorhöfen hinleitet beim Erwachsenen klein ist und keine Rolle mehr spielt.

allen Stellen, wo ein unerwünschter Rückfluß des Blutes möglich wäre: also in der Vorhof-Kammer-Öffnung, rechts und links, an der Austrittsstelle der Lungenarterie und der Abgangsstelle der Aorta. Wird der Druck in der linken Herzkammer infolge der Muskelzusammenziehung größer als der im Arteriengebiet herrschende, so treibt er das Blut hinaus in die Aorta. Sobald bei Erweiterung der linken Kammer der Druck nachläßt, will das Blut von der Aorta wieder in die Kammer zurückfließen. Im gleichen Augenblick schließen sich aber automatisch die Aortenklappen: der Rückfluß ist jetzt unmöglich gemacht.

Die Tätigkeit des Herzmuskels besteht also abwechselnd in Zusammenziehung und Ausdehnung. Beide Vorhöfe ziehen sich gleichzeitig zusammen (kontrahieren sich); erst nach ihrer Zusammenziehung folgt die Kontraktion (Zusammenziehung) der beiden Kammern, die wiederum gleichzeitig erfolgt. Entsprechend der größeren Aufgabe, die sie zu bewältigen haben, sind die Kammern bedeutend größer und stärker als die Vorhöfe. Und ebenso ist die linke Herzhälfte, die den großen Kreislauf in Gang zu halten hat, größer und mächtiger als die rechte Herzhälfte, die das Blut im kleinen Kreislauf vorwärts treibt. Die Kammerzusammenziehung wird als Systole bezeichnet, die Ausdehnung als Diastole (vom griechischen diastellein — auseinanderbringen). Bei der Systole wird das Herz durch den Vorgang der Verkürzung der Muskelfasern kleiner und härter, — wie ein Gliedmuskel, etwa der zweiköpfige Oberarmmuskel, der Bizeps, bei der Zusammenziehung sich auch verkürzt und verhärtet. Gleichzeitig richtet sich das Herz aus seiner liegenden Stellung auf der Unterlage (dem Zwerchfell) etwas auf.

Diesen Vorgang fühlt ein auf die Gegend der Herzspitze aufgelegter Finger durch die Brustmuskulatur hindurch. Die Herzspitze wird von der linken Kammer gebildet, und ihre Zusammenziehung macht sich als sogenannter „Herzspitzenstoß" geltend. Man fühlt ihn deutlich als derben Anstoß, wenn die Herzspitze, wie meistens, im fünften Zwischenrippenraum (links, etwas innerhalb einer senkrecht durch die linke Brustwarze gezogene Linie) gelegen ist.

Bei vielen Personen, namentlich solchen mit geringem Fettpolster der Brustgegend, kann man den Spitzenstoß auch in einer Bewegung an der genannten Stelle sehen.

Der Arzt, der den Brustkorb in geeigneter Weise beklopft (perkutiert), kann an den Schallunterschieden an den verschiedenen beklopften Stellen feststellen, wie weit das Herz nach links und rechts reicht. Da im allgemeinen dafür bestimmte Durchschnittsgrenzen gegeben sind, tun Abweichungen von der Durchschnittsbreite eine eventuelle seitliche Vergrößerung kund. Das Beklopfen der Herzgegend (Perkussion) offenbart dem Arzt also unter Umständen das Vorhandensein wichtiger Veränderungen am Herzen. Ein ausgezeichnetes Hilfsmittel zur Erkennung von Größe und Form des Herzens bieten in neuerer Zeit die Röntgenstrahlen. Bei ihrem Durchtritt durch den menschlichen Körper lassen sie das Herz in dunklerem Schatten erscheinen als das Lungengewebe und die sonstigen benachbarten Weichteile; es hebt sich infolgedessen sichtbar aus der Umgebung heraus.

Wenn der Arzt mit dem Ohr oder mit einem zwischen Ohr und Brustwand eingeschalteten Hörrohr am Herzen horcht (Auskultation), so vernimmt er deutlich einen dumpfen längeren und einen kurzen, helleren Ton. Dann kommt eine kleine Pause, — und die Töne sind in gleicher Regelmäßigkeit von neuem zu vernehmen. Sie hängen — in zum Teil noch nicht ganz sicher geklärter Weise — mit der Muskelzusammenziehung und der Klappenanspannung zusammen und geben gleichfalls wichtigen Aufschluß über etwaige krankhafte Veränderungen an bestimmten Teilen des Herzens, namentlich an seinen Klappen.

Jede Zusammenziehung gibt sich als „Herzschlag" zu erkennen. Der Herzschlag ist, wie geschildert, an der Herzspitze zu fühlen, aber auch an entfernteren Stellen des Körpers festzustellen. Die Zusammenziehung der linken Kammer wirft das Blut in die elastischen Röhren der Schlagadern, der Arterien, und diese Bewegung pflanzt sich in Form einer Welle bis zu den kleineren Arterien fort. Dort, am Pulsschlag einer Arterie, ist also die Tätigkeit des Herzens unmittelbar zu erkennen.

Die Herzarbeit.

Die Arbeit, die die linke Herzkammer bei jeder Zusammenziehung zu leisten hat, um den großen Kreislauf in Bewegung zu halten, ist außerordentlich groß. Eine kurze technische Berechnung wird das erweisen. Die Herzkammer muß das Blut in die Aorta hinauspressen und dabei den Druck überwinden, der im Gefäßsystem herrscht. Die Menge des bei einer Systole ausgetriebenen Blutes beträgt beim Menschen ungefähr 50—100 g. Die Gesamtarbeit der linken Kammer bei ihrer Systole beträgt nach Tigerstedt 68—137 Grammeter. Diese Arbeit wird zum größten Teil zur Überwindung des Widerstandes im Gefäßsystem benutzt, und nur zu einem ganz kleinen Teil dazu, der Blutmasse die vorhandene Geschwindigkeit zu erteilen. Andere Berechnungen ergeben eine tägliche Arbeitsleistung der linken Herzkammer von über 10000 Kilogrammmetern. Das Herz arbeitet mit etwa $\frac{1}{500}$ Pferdestärke. Die Anzahl der Zusammenziehungen des Herzmuskels beträgt in der Minute durchschnittlich 70, also im Tag $70 \cdot 60 \cdot 24$, das ist über 100000 am Tage. Man sieht aus diesen Zahlen, welch enorme Arbeitsleistung der Körper nur zur Aufrechterhaltung seines inneren Betriebes zu leisten hat, und versteht, daß ein großer Teil der mit den Nährstoffen eingeführten Energien hierfür Verwendung finden muß.

Die energische Arbeit des Herzens geht noch eindrucksvoller aus der Geschwindigkeit hervor, mit der es das Blut durch die Adern preßt. Man nimmt an, — genaue Messungen sind sehr schwer durchzuführen —, daß die Blutmenge im Körper etwa 7% des Körpergewichts entspricht, bei einem Körpergewicht von 70 kg also rund 5 Liter beträgt. Abweichungen nach oben und unten von dieser Durchschnittszahl sind selbstverständlich. Die Geschwindigkeit, mit der das Blut durch die Adern „jagt", ist so groß, daß diese Menge Blut in etwas weniger als ½ Minute durch den ganzen Körper getrieben wird. Das Blut, das jetzt von der linken Herzkammer ausgepreßt wird, ist also in weniger als 1½ Minute wieder zum Herzen, seinem Ausgangspunkt, zurückgelangt. Über diese Tatsache herrschen im allgemeinen ganz falsche Vorstellungen; sie erhärtet mit am besten den Eindruck von der gewaltigen Kraftleistung, die das Herz Tag und Nacht hindurch zu bewältigen hat.

Das Herz muß sich selbst natürlich auch ernähren, und das geschieht durch die wichtigen, von der Aorta zum Herzen zurückgehenden Kranzgefäße. Ihre Schädigung ist deshalb von Bedeutung, weil sie dem Herzmuskel dann nicht genügend Nährstoffe mit dem Blut zuführen und damit seine Leistungsfähigkeit herabsetzen. Es ist das gerade so, als wenn ein Motor, der die ganzen Anlagen in einer Fabrik zu treiben hat, nicht mit genügend Betriebsstoff gespeist wird. Da versagt er rasch, und es muß Sorge getragen werden, daß die Zufuhr des Betriebsstoffes in der einen oder anderen Weise sichergestellt wird.

Die Herznerven.

Der gleichmäßige Ablauf der Herztätigkeit wird durch Nerveneinflüsse gewährleistet, deren Ursprung wahrscheinlich im Herzen selbst liegt. Die Frage, ob eigentlich der gleichmäßig-rhythmische Ablauf der Herzzusammenziehungen letzten Endes von einer bestimmten Eigenschaft der Muskelfasern selbst abhängt oder ob doch im Herzen vorhandene nervöse Elemente die

Grundbewegung der Muskelfasern veranlassen, ist immer noch nicht einheitlich geklärt. Jedenfalls arbeiten die Herzmuskelfasern („schlägt das Herz") beim sich entwickelnden Embryo schon zu einer Zeit, da das Zentralnervensystem sich noch nicht entwickelt hat. Auch bei der Züchtung einzelner Zellen, wie sie zuerst der Amerikaner Carrel mit Erfolg ausgeführt hat, ziehen sich die einzelnen gezüchteten Herzmuskelzellen in gleichmäßigem Rhythmus zusammen und dehnen sich wieder aus, — ein Zeichen, daß sie tätig sind, ohne von außen her Nerveneinflüsse zu empfangen. Die Herzbewegung nimmt ihren Anstoß an der Einmündungsstelle der großen Venen in den rechten Vorhof. In der Herzmuskulatur lassen sich anatomische Besonderheiten feststellen, die zur Weiterleitung des von hier ausgehenden Reizes dienen. Außer verschiedenen „Knoten"-punkten läßt sich auch deutlich ein Bündel von Muskelfasern erkennen, das den Bewegungsreiz von Vorhof zur Kammer leitet (Hissches Bündel). Ist es durch Erkrankung (etwa ein ausgeheiltes Geschwür, das eine Narbe zurückgelassen hat) in seiner Leistungsfähigkeit behindert, so treten charakteristische Änderungen im Ablauf der Herztätigkeit auf.

Natürlich üben — wie auf jedes Organ des Körpers — außerdem Nerven, die von Gehirn und Rückenmark stammen, wichtige Einflüsse auf das Herz aus. Sie senden Äste zum Herzen, und deren Reizung wirkt entweder verlangsamend („hemmende Herznerven") oder beschleunigend auf die Herztätigkeit. Eine Verlangsamung der Herztätigkeit führt vor allem Reizung des Nervus vagus herbei, der im Gehirn seinen Ursprung nimmt, Beschleunigung wird durch Reizung des Nervus sympathicus (Nervus accelerans)' erzielt, der aus dem Rückenmark stammt. Durch Vermittlung solcher Nervenäste machen sich die Notwendigkeiten zu rascherer oder langsamerer Blutzufuhr, wie sie in irgendeinem Teil des Körpers herrschen mögen, auf das Herz in ständig wechselndem Verlangen geltend   Auch allgemeine seelische Einflüsse kommen auf diesem Umweg über die Nerven zur Wirksamkeit. So schlägt das Herz des Erregten schneller, der Herzschlag des Erschreckten scheint zu stocken.

Der Herzbeutel.

Das Herz liegt nicht frei in der Brusthöhle. Es ist von einer bindegeweblichen Hülle rings umkleidet, dem Herzbeutel. Der Herzbeutel schmiegt sich ringsum der Form des Herzens an. Für gewöhnlich ist zwischen Herz und Herzbeutel kein weiterer Zwischenraum vorhanden. Bei Erkrankungen kann es aber in dem kleinen Spalt zu Entzündungen mit nachfolgender Flüssigkeitsansammlung kommen, zu Schrumpfungen, Narbenbildungen und Verwachsungen zwischen Herz und Herzbeutel. Dann ist die in gesundem Zustand vom Herzbeutel unbehinderte freie Bewegung des Herzens gestört. —

Die anatomischen und physiologischen Untersuchungen am Herzen haben Bau und Tätigkeit dieses wunderbaren Zentralorgans des Körpers erkennen lassen. Trotzdem bleibt ein Rätsel bestehen. Es führt uns auf die allerältesten Ansichten über die Bedeutung des Herzens zurück. Denn in der Tat, es läßt sich nicht abstreiten, daß wir Angst und Gram, Liebe und Seelenqual nirgends anders verspüren als im Herzen. Die bekannten Nerveneinflüsse erklären dieses Gefühl nicht. Es ist aber so sicher und zweifelsfrei vorhanden wie die Möglichkeit, hell und dunkel mit dem Auge zu unterscheiden, schönen Gesang von dumpfem Geräusch mit dem Ohre zu sondern. Hier harrt ein Lebensrätsel der Auflösung. Ein Weg zu seiner Klärung läßt sich noch nirgends erkennen.

3. Die Blutgefäße.

Man stelle sich vor: der Körper des Menschen sei ganz aus Glas, also durchsichtig. Alle Organe seien herausgenommen und nur das Herz und der Blutkreislauf erhalten. Herz und Blutgefäße seien mit einer undurchsichtigen Masse ausgefüllt.

Stellt man jetzt einen solchermaßen präparierten gläsernen Menschen in geeignete Beleuchtung, etwa so, daß das Licht durch ihn von hinten her hindurchtritt, so bietet sich ein erstaunlicher und das Auge des Beobachters entzückender Anblick dar. Man sieht zunächst das Herz. Von ihm geht die große Körperschlagader, die Aorta, ab. Sie wiederum gibt Äste ab zum rechten und linken Arm, zu beiden Halsseiten, zu den Brustorganen, zum rechten und linken Oberschenkel. Jeder dieser großen Äste teilt sich wieder in kleinere, die kleinen in noch feinere. Die feinsten Ausläufer laufen, dem bloßen Auge kaum mehr sichtbar, zu jeder einzelnen Zelle in Organen und Geweben, in der fernsten Fingerspitze und am letzten Zehenende. Die kleinen Ausläufer gehen in andere über, die sich wieder zu größeren vereinigen — wie die Vereinigung zahlreicher Bäche allmählich einen Fluß, das Zusammentreffen von Flüssen einen Strom bildet — und die beiden letzten großen Ströme — die obere Hohlvene von der oberen Körperhälfte, die untere Hohlvene von der unteren Körperhälfte — enden schließlich ins Meer: das Herz. In ununterbrochener Verzweigung ist so ein in sich geschlossenes Gefäßnetz im Körper aufgebaut.

Jene Blutgefäße, die das Blut vom Herzen wegbringen, heißen Arterien oder Schlagadern; sie lösen sich in die feinsten Haargefäße oder Kapillaren auf. Gefäße, die umgekehrt das Blut aus den Haargefäßen dem Herzen wieder zuleiten, heißen Venen oder Blutadern.

Die Aufgabe der Blutgefäße besteht in der Verteilung des Blutes an alle Stellen, die seiner bedürfen, d. h. an alle Stellen des lebenden Körpers, in der Wiederaufsammlung des verbrauchten Blutes und der Rückleitung zum Herzen, zum Motor, der es von neuem in Umlauf bringt. In den Arterien wird das sauerstoffreiche, daher hellrote Blut befördert, in den Venen das sauerstoffärmere, aber kohlensäurereiche, infolgedessen dunklere Blut. Umgekehrt ist das nur im kleinen (Lungen-) Kreislauf. Das Blut wird ja erst in der Lunge mit frischem Sauerstoff versehen. So enthält die vom Herzen zur Lunge führende Lungenschlagader sauerstoffarmes, dunkleres Blut, die von der Lunge zum Herzen zurückleitende Lungenvene sauerstoffreiches, hellrotes Blut. Die feinsten Haargefäße in der Lunge haben nämlich die Fähigkeit, durch ihre dünnen Wandungen hindurch den Sauerstoff der eingeatmeten Luft aufzunehmen und die bei den Stoffwechselvorgängen im Inneren des Körpers als Endprodukt gebildete Kohlensäure auf dem gleichen Weg abzugeben.

Die Arterien (Schlagadern).

Die Tätigkeit des Herzens findet eine mächtige und notwendige Unterstützung durch den Bau der Arterien. Wenn man einen Schnitt quer durch eine Arterie macht und ein ganz dünnes Stückchen des Querschnittes unter ein Mikroskop bringt, so kann man deutlich drei Schichten in der Wand der Arterie erkennen. Ganz innen, da wo das Blut die Wand berührt, liegt eine dünne, glänzende Haut, die Innenhaut oder Intima. Ihr liegt außen die Mittelschicht an (Media), die im wesentlichen aus Muskelfasern besteht, und zwar aus ähn-

lichen Muskelfasern, wie sie das Herz besitzt. Als dritte Lage umgibt die Außenhaut (Externa) die beiden anderen Schichten. Sie besteht vornehmlich aus
feinfaserigem Bindegewebe. Allen drei Schichten sind nun elastische Fasern
eigentümlich, in der Innen- und Außenhaut als schmale Schicht, in der mus-
kulären Mittelschicht in weiter Verbreitung.

Diese elastischen Fasern bedingen die Elastizität der Arterien, und das ist
eben im Verein mit der Muskelarbeit die Eigenschaft, mit deren Hilfe sie die
Herzarbeit so ausgezeichnet zu unterstützen vermögen. Eine Arterie, die man
in die Länge zieht, schnellt vermöge ihrer Elastizität nach Entfernung des Zuges

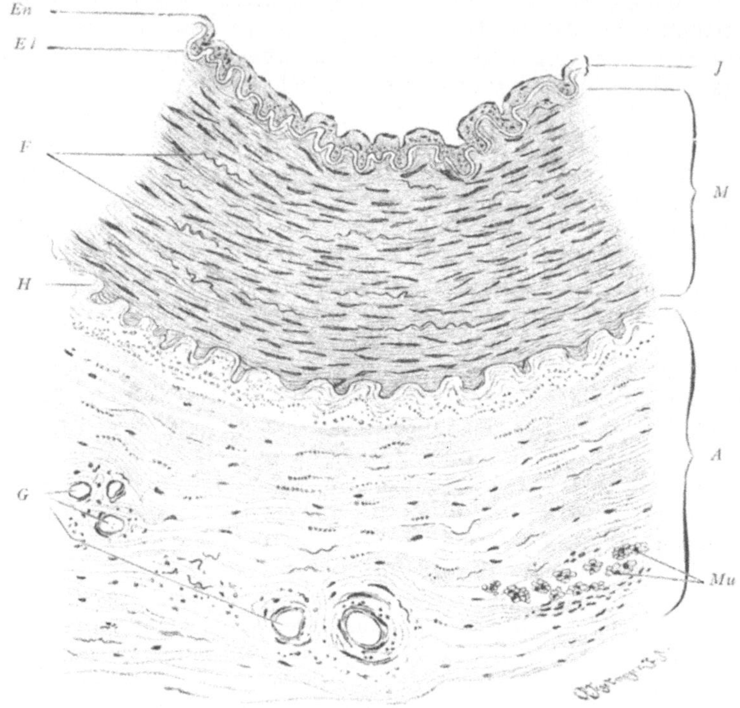

Abb. 7. Stück eines Querschnittes durch eine mittelgroße Schlagader.

J = Innenschicht		F = Elastische Fasern	
M = Mittelschicht	der Arterie	H = Elastische Haut der Außenschicht	
A = Außenschicht		G = kleine Gefäße, die zur Ernährung	
En = Innerstes Häutchen (Endothel)		der Arterie dienen	
El = Elastische Innenhaut		Mu = Muskelfasern in der Außenschicht	

wie ein Gummiband in ihre ursprüngliche Lage wieder zurück. Sobald eine Blutwelle, die die Arterie erweitert hat, vorbeigeflossen ist, zieht sie sich wieder auf die
normale Weite zusammen. Das ist ein ständiges Verlängern und Verkürzen,
Erweitern und Verengen. Es kommt den großen Arterien ebenso zu wie den
kleinen bis zu den Haargefäßen hin.

Durch diese Einrichtungen unterstützen die Arterien die Vorwärtsbewegung des Blutes durch das Herz. Wenn am Anfang eines Kanalsystems ein Motor aufgestellt ist, der eine Flüssigkeit durch dieses System von starren Röhren
Röhren treiben soll, so muß der Motor die Arbeit ganz allein leisten. Beim Blut-

kreislauf liegen die Dinge anders. Hier handelt es sich nicht um starre Röhren, sondern sobald eine Blutmenge vom Herzen in die Arterien gepreßt ist, erweitern sich diese zunächst einen Augenblick, ziehen sich aber dann selbsttätig wieder zusammen und befördern dadurch das Blut in eigener Arbeit weiter. So geht diese Bewegung von der großen Arterie bis in die kleinste, — eine Welle der Ausdehnung und Wiederzusammenziehung der ganzen Gefäßwand. Die Arterie arbeitet selbst. Das, was s i e schafft, braucht das Herz nicht zu tun; es wird entlastet.

Durch diese gleichmäßig elastische Fortpflanzung verwandelt sich das anfänglich stoßweise Auswerfen des Blutes aus dem Herzen in eine gleichmäßigere, zusammenhängende Blutvorwärtsbewegung; der ehemalige Herzstoß wird immer mehr abgedämpft und in den Haargefäßen ist von ihm nichts mehr zu spüren und zu sehen: dort fließt das Blut in gleichmäßig ruhigem Strom weiter. Der Anprall der aus dem Herzen geschleuderten Blutmenge an die Arterienwandung ist für diese nicht gleichgültig, bedeutet jedesmal eine Sonderbelastung. Für die gesunde Arterienwand ist das ohne weitere Folgen; ist sie indes aus irgend einem Grunde erkrankt, ist ihre Widerstandskraft herabgesetzt, so kann es unter dem fortwährenden Anprall zu einer Erweiterung des Gefäßes an dieser Stelle kommen. So ist es wohl zu erklären, daß der Anfangsteil der Aorta, der den ganzen Druck des aus dem Herzen gepreßten Blutes zuerst aufzufangen hat, bei gewissen Gefäßerkrankungen besonders häufig zu einer Erweiterung geeignet ist.

Schneidet man eine Arterie durch, so schießt das Blut in hohem Strahl heraus. Der Druck des Herzens bei jeder Zusammenziehung gibt sich namentlich bei größeren Arterien deutlich in einem stärkeren Spritzen des Blutes zu erkennen, die Wiederausdehnung des Herzens in einem Nachlassen. Der Bogen, in dem das Blut aus einer angeschnittenen größeren Arterie spritzt, erhöht und vergrößert sich also während der Zusammenziehung des Herzens, senkt und verkleinert sich während der Ausdehnung. An diesem Verhalten kann man daher schon aus einiger Entfernung sehen, ob eine Arterie angeschnitten ist. In der geschlossenen Arterie wird dieser durch den Herzdruck veranlaßte Anprall und das Wiederabsinken des Blutes von der Arterienwand als Puls gefühlt, bei oberflächlichen Arterien auch gesehen. Die größeren Venen weisen zum Teil auch leicht pulsierende Bewegung auf, die bei gewissen Krankheitszuständen deutlicher sich ausbilden kann. Sonst pulsieren die Venen nicht äußerlich wahrnehmbar. Infolge ihrer Elastizität klafft eine Arterie, die durchschnitten wurde, mit fester, etwas gerunzelter Wand. Bei der Mehrzahl der Venen fallen beim Durchschneiden die Wände zusammen.

Die Arterien sind — in gesundem Zustand — außerordentlich widerstandsfähig gegenüber auch hohen Drucken. Der Blutdruck kann niemals so hoch steigen, daß die Arterien dadurch gefährdet wären, daß etwa eine größere Anzahl infolgedessen bersten würde. Genauere Untersuchungen haben ergeben, daß die Halsschlagader (Carotis) des Hundes erst bei einem im Gefäß herrschenden Druck von 4—11 Atmosphären zerreißen würde, die Halsschlagader des Menschen erst bei einem Druck von durchschnittlich 7—8 Atmosphären. Der normale Blutdruck in der Halsschlagader wird auf höchstens $\frac{1}{4}$ Atmosphäre geschätzt. Es bedurfte also einer Steigerung des Blutdruckes auf das 28—32-fache, um eine Zerreißung der großen Halsschlagader herbeizuführen. Derartig hohen Blutdruck gibt es nicht. Die Festigkeit der kleineren Arterien ist verhältnismäßig noch größer als jene der großen. Zu Gefäßzerreißungen kann es dagegen kommen, wenn die Arterienwand infolge eigener Erkrankung brüchig geworden ist.

Die Kapillaren ⟨Haargefäße⟩.

Die Haargefäße, die Kapillaren, sind die Vermittler des Stoffaustausches zwischen Blut und Geweben. Sie umgeben gleich einem Netz jede einzelne Zelle, dringen auch in die Zelle selbst ein. Sie sind viel feiner als ihr Name besagt, denn während ein Haar noch deutlich mit bloßem Auge wahrgenommen werden kann, ist das bei den Haargefäßen nicht mehr möglich. Ihre Menge verleiht dem von ihnen durchsetzten Organ ein rötliches, bei geringerer Anzahl auch nicht gefärbtes Aussehen. Der Durchmesser eines solchen Haargefäßes — es gibt größere, vor allem in Leber und Knochenmark, und kleinere, besonders in den Muskeln und in der Netzhaut des Auges — beträgt einige Tausendstel eines Millimeters. Im Mikroskop freilich sind sie scharf zu erkennen, und dort sieht man auch, wie die kleinen Blutkörperchen sich durch die Straßen der Haargefäße hindurchschlängeln, rasch und unbehindert in der Mitte der Straße, langsamer und durch die Reibung behindert am Rande des Gefäßes. Durch die dünnen Wände hindurch erfolgt der Austausch der vom Blut der Zelle gebrachten lebens-

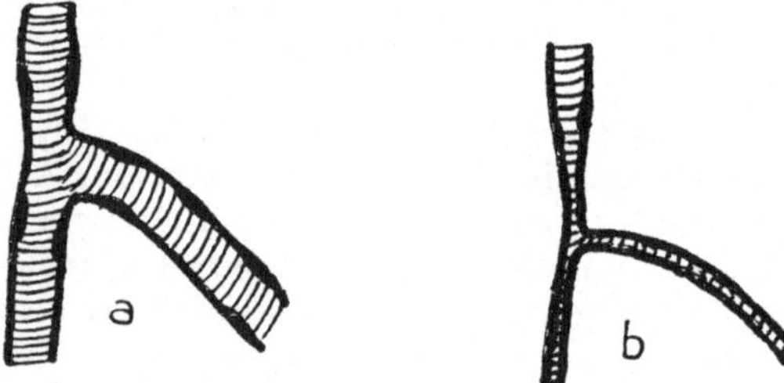

Abb. 8. Mikroskopisches (stark vergrößertes) Bild eines Haargefäßes in gewohnlichem *(a)* und in gereiztem *(b)* Zustand.

Man sieht die außerordentliche Verengerung der Blutbahn im gereizten Haargefäß und kann daraus entnehmen, welch starken Widerstand das Herz unter Umständen im Gefäßsystem zu uberwinden hat. (Nach Steinach.)

notwendigen Stoffe und der von der Zelle dem Blut mitgegebenen Abfallstoffe. Hier findet die ,,innere Atmung", die ,,innere Ernährung" statt. Man darf sich aber nicht vorstellen, daß einfach mechanisch durch die Gefäßwand hindurchtritt, hindurchfiltriert, was gebraucht oder abgegeben wird, sondern die Zellen der Haargefäßwand regeln selbsttätig aufs feinste den Austausch je nach den augenblicklich bestehenden Bedürfnissen. Hier bestehen viele dunkle Punkte in der wissenschaftlichen Erkenntnis; sie lassen das Wesen dieser Stoffwechselvorgänge in den Kapillaren noch nicht recht erfassen.

Die Haargefäße regeln auch in erster Linie die Blutzufuhr nach den einzelnen Organen. Es tragen dazu die andern Teile des Blutkreislaufs natürlich auch in entsprechender Weise bei, ja die Bemühungen des Herzens und der Arterien um die Blutverteilung erscheinen zunächst viel offensichtlicher. Die Arterien erweitern sich, wenn mehr Blut an eine Stelle gebracht werden soll, sie verengen sich, wenn das Organ mit Blut etwas knapp gehalten werden muß. Das Herz beschleunigt seine Tätigkeit, um mehr Blut in der gleichen Zeit in Umlauf zu bringen. Die Venen regeln durch stärkere oder schwächere Füllung die Blutabfuhr aus den Organen.

Aber hauptsächlich hängt die Blutfüllung eines Organs von der Erweiterung oder Verengerung seiner Haargefäße ab; sie bilden ja den wesentlichen Kern seiner Blutversorgung. Die Haargefäße erweitern sich, brauchen also mehr Blut zur Füllung: sofort erweitern sich auch die zuführenden Arterien, um die Anforderungen der Haargefäße zu befriedigen. Die Blutmenge bleibt aber die gleiche. Es muß also dafür gesorgt werden, daß an einer anderen Stelle weniger Blut benötigt wird. Das geschieht durch Verengerung der Arterien und Haargefäße in solchen Gebieten des Körpers, die augenblicklich weniger benötigt werden. Es ist wie bei einem großen Heer, dem eine bestimmte Anzahl von Soldaten angehören. Wenn der Feldherr an eine Stelle, irgend einer Notwendigkeit folgend, Verstärkungen hinschickt, muß er sie von einer anderen Stelle wegnehmen, die dadurch zunächst weniger reich an Truppen ist. Entschwindet die Notwendigkeit der augenblicklichen Verteilung wieder und stellt sich eine neue Anforderung dafür ein, so geht augenblicklich eine neue Verschiebung der Truppen vor sich.

Mehr Blut wird immer zu einem solchen Organ geschickt, das gerade in erhöhter Tätigkeit begriffen ist, daher mehr Nährstoffe braucht, oder auch andere im Blut enthaltene Bestandteile, z. B. die in ihm gebildeten Abwehrstoffe gegen Bakteriengifte. In solchen erhöht tätigen Organen erweitern sich alle Gefäße und daher sehen sie oft schon bei bloßen Anblick — infolge des gesteigerten Blutgehaltes — gerötet aus. Untersucht man das Organ mikroskopisch, so gibt sich die Erweiterung der Haargefäße, die Zunahme des Blutgehaltes gegenüber der Norm, deutlich zu erkennen. Es sind beispielsweise in eine Lunge Krankheitserreger eingedrungen, haben sich angesiedelt und versuchen jetzt hier auf Kosten des Lungengewebes zu leben und sich auszubreiten. Die Hauptwaffe, die dem Körper gegen diese gefährlichen Eindringliche zur Verfügung steht, sind die Abwehrstoffe im Blut und die weißen Blutkörperchen. Die weißen Blutkörperchen greifen die eingedrungenen Keime (Bakterien) unmittelbar an und zerstören sie; die Abwehrstoffe fangen die giftigen Stoffwechselprodukte der fremden Keime ab und machen sie unschädlich. All das kann nur vor sich gehen, wenn hinreichend Blut zur Verfügung steht. Die Bemühungen der Lunge, die Eindringlinge zu entfernen und den Gesamtkörper vor ihrem Angriff zu bewahren, werden unterstützt, indem der Gesamtkörper möglichst viel Blut zur Lunge schickt. Er entzieht es anderen Organen, etwa den Muskeln, die während dieser Zeit lange nicht so kräftig arbeiten können wie sonst (das drückt sich im Allgemeinbefinden so aus, daß der Kranke sich „schlapp" fühlt und unfähig zu anstrengender Muskelarbeit). Die mit Blut reichlich versehene Lunge sieht natürlich stark gerötet aus, ist aus dem gleichen Grund der Blutüberfüllung wärmer als sonst und geschwollen. Das Zusammentreffen aller dieser Anzeichen nennt man Entzündung, im vorliegenden Fall eine Lungenentzündung. Eine Entzündung ist also, wie auch das Fieber, eine Hilfsmaßnahme des Körpers und keine Krankheit an sich, sondern nur der Ausdruck einer solchen.

Wie hier die Lunge, kann jedes andere Organ erkranken, bedarf dann größerer Blutzufuhr und wird „entzündet". Aber auch gesunde Organe, die gerade mehr zu arbeiten haben, bekommen durch Erweiterung der Gefäße mehr Blut zugeführt, um leistungsfähiger zu werden. Die Gefäße stehen durch Nervenverbindungen mit dem Zentralnervensystem, Gehirn und Rückenmark, in enger Verbindung, und von dieser Zentralstelle aus wird für entsprechende Blutverteilung durch Erweiterung der Gefäße an einer, durch Verengerung an der anderen Stelle gesorgt. Der Darm braucht nach dem Essen mehr Blut als sonst, weil er die eingebrachten Speisen zerkleinern, umbauen, für den Körper unmittelbar verwertbar machen, mit einem Wort „verdauen" muß. So erweitern und füllen sich die Darmgefäße nach den Mahlzeiten, dafür wird das Blut den Gliedern entzogen: die Folge ist Ruhebedürfnis, Herabsetzung der körperlichen Arbeitsfähigkeit. Mit vollem Magen ist daher, wie das Sprichwort sagt, nicht gut arbeiten. Alle diese objektiven Veränderungen im Körper (veränderte Blutverteilung infolge Gefäßerweiterung und -verengerung) geben sich ja in subjektiven Lust- und Unlustgefühlen kund. Dem Mann, der ein reichliches Mahl genossen hat, fehlt jede Lust zur sofortigen körperlichen Anstrengung (weil die Muskeln weniger Blut erhalten). Das ändert sich, sobald der Darm seine Hauptarbeit geleistet hat und darum einen Teil des ihm im Überfluß zur Verfügung gestellten Blutes nach dem andern dem Gesamtkörper wieder zurückschickt.

Innere Organe wie Leber, Lunge, Darm können infolge ihres Gefäßreichtumes große Blutmengen in sich aufspeichern, die im Bedarfsfall an die arbeitenden Muskeln, an das angestrengt tätige Gehirn, an die einem Kälte- oder Wärmereiz ausgesetzte Haut abgegeben werden. Das Spiel der Hautgefäße ist ein wichtiges Mittel zur Erhaltung einer gleichmäßigen Körperwärme. Bei kalter Umgebung ziehen sich die Hautgefäße zusammen, um nicht allzuviel Wärme an die Außenluft zu verlieren; denn je mehr die Gefäße erweitert sind, um so größer ist die Blutoberfläche, von der Wärme an die Umgebung ausstrahlt, und um so größer der Wärmeverlust. Bei warmer Umgebung umgekehrt erweitern sich die Hautgefäße und bewahren durch die dadurch gesteigerte Wärmeabgabe den Körper vor innerer Überhitzung, vor Wärmestauung. Einen Körper, bei dem die Hautgefäße so geübt sind, daß sie rasch auf Wärme- und Kältereize durch entsprechende Erweiterung und Verengung antworten, nennt man „abgehärtet". Das Abgehärtetsein, — ein wichtiger Umstand zur Verhütung von Krankheiten — beruht also im wesentlichen auf einer Übung der Hautgefäße.

Seelische Reize wirken auf dem Weg über die vom Zentralnervensystem kommenden Nerven auf die Blutgefäße ein. Das junge Mädchen errötet vor Verlegenheit oder Scham, — die Gefäße in der Haut des Gesichts erweitern sich plötzlich unter dem seelischen Eindruck. Der Mann erblaßt vor Schrecken, — die Hautgefäße ziehen sich rasch zusammen und vertreiben das rötlich färbende Blut aus ihrem Bereich. Gleichzeitig wird das Blut in die inneren Organe getrieben. Der Betroffene merkt das gut selbst; denn er ist infolge des plötzlichen Schreckens nicht nur erblaßt, sondern er sagt auch und greift sich an die Brust: „mir strömt das Blut zum Herzen!"

Die Venen ⟨Blutadern⟩.

Aus den Haargefäßen sammelt sich das Blut in erst kleineren, dann größeren Venen. In ihnen strömt das Blut zum Herzen zurück, d. h. es wird von dem Motor des rechten Herzvorhofs gleichsam dorthin zurückgesaugt. Durch das gleichmäßige Fließen des Blutes in den Haargefäßen dringt der Schlag des Herzens, der Puls der Arterien nicht mehr hindurch, und so fließt das Blut in den Venen in gleichmäßig ruhigem Strom. Aus einer angeschnittenen Vene spritzt das Blut nicht unter ansteigendem und wieder abnehmendem Strahl heraus wie aus einer verletzten Arterie, sondern es rieselt in gleichmäßigem Fluß aus der Wunde. In den größeren Venen finden sich an den Wänden je zwei einander gegenübergestellte Venenklappen, das sind halbmondförmige Gebilde aus den Bestandteilen der inneren Venenhaut. Sie öffnen sich wie die Herzklappen nur nach einer Richtung hin, nämlich so, daß das Blut ungehindert dem Herzen zuströmen kann, stellen sich aber bei einem Versuch des Blutes, in umgekehrter Richtung zu fließen, auf und verhindern so den Rückstrom des Blutes (etwa bei äußerem Druck auf die Vene). Auch das ist ein Unterstützungsmittel des Herzens und ein Sicherungsmittel des ganzen Kreislaufs bei eintretender Schwäche des Herzens.

Die Verletzung einer Vene führt in der Regel zu viel geringenen Blutverlusten als die Verletzung selbst einer kleineren Arterie. Die Arterie bleibt infolge der Elastizität ihrer Wand offen stehen, das Blut spritzt unter Druck heraus. Die Venenwand, die viel weniger Muskeln und elastische Fasern enthält als die Arterienwand, daher auch beträchtlich dünner ist, fällt sofort zusammen, und da das Blut hier auch nicht unmittelbar unter der Einwirkung des vom Herzen ausgeübten Druckes steht, kommt es rascher zur Gerinnung des Blutes, ohne daß die Gerinnsel an der Gefäßöffnung wie bei der Arterie fortwährend von dem herausschießenden Blut weggespült werden. So macht es auch nichts, daß auch große Venen im Durchschnitt weit oberflächlicher gelegen sind als die Arterien, daher öfters Verletzungen ausgesetzt sind. Alle die blauen „Adern", die an Armen und Beinen, Hand- und Fußrücken, Hals und Gesicht unter der Haut zu sehen sind, sind Venen. Namentlich bei Menschen mit feiner weißer Haut treten sie sichtbarlichst hervor. Die blaue Farbe wird durch das Durchschimmern des roten Blutes durch Gefäßwand und Haut hervorgerufen. Auch die Ader an der Stirne, die im Zorn anschwillt, ist eine Vene. Die netzartigen Verbindungen

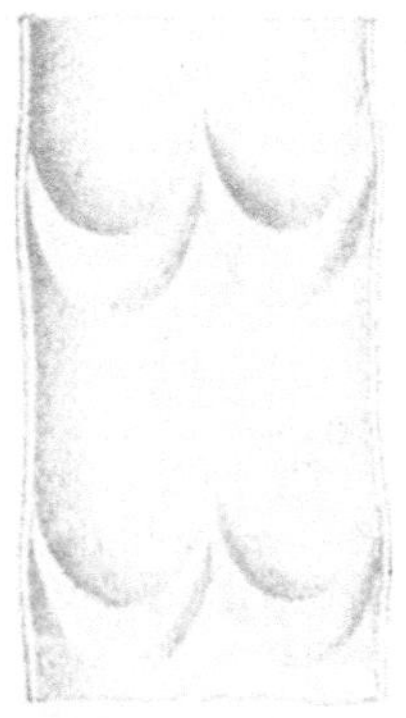

Abb. 9. Inneres einer Vene mit Venenklappen.

der Venen untereinander gehen aus dem Anblick solcher Adergeflechte oft deutlich hervor.

Die Venen selbst pulsieren im allgemeinen nicht in wahrnehmbarer Weise Nur ganz feine Untersuchungsmethoden gestatten den Nachweis einer regelmäßigen Bewegung der Venen durch das strömende Blut. Wenn es zuweilen so scheint, als sei etwa bei den großen Halsvenen eine deutliche Pulsation wahrzunehmen, so kann man sich oft durch Gefühl und Augenschein überzeugen, daß das nicht der Fall ist. Es wird hier vielmehr durch die nahe gelegenen Halsschlagadern eine Bewegung auf die ganze Umgebung fortgeleitet, die deren Puls entspricht.

Die bei Veränderungen der Körperhaltung eintretenden Umstellungen in der Lage und Spannung der Gefäße unterstützen in geeigneten Fällen die Blutströmung. Die Muskelbewegung drückt auf die Venen und massiert sozusagen das Blut, das infolge der Klappen nicht rückwärts fließen kann, dem Herzen zu. Die Einatmung bewirkt infolge der im Brustraum vorhandenen Verhältnisse — (der Druck im Brustraum ist dabei geringer als der außerhalb der Brusthöhle herrschende Luftdruck, es besteht ein „negativer Druck") — gleichfalls eine Ansaugung nach der Brusthöhle, also dem Herzen zu. Je gerader und gespannter die Venen sind, um so leichter kann das Blut zum Herzen zurückfließen. Wer lange Zeit in knieender Stellung gearbeitet hat oder am Schreibtisch gesessen ist, hat das Bedürfnis, zuweilen aufzustehen, sich zu dehnen und zu recken und dabei tief einzuatmen. Bei dieser Ausdehnung der Arme und des ganzen Körpers werden günstige Bedingungen zum Rückfluß des venösen Blutes zum Herzen geschaffen; es war durch die winkelige Sitzungsweise darin etwas beeinträchtigt und strömt bei dem Strecken des Körpers jetzt in vollem Strom dem Herzen und der Lunge wieder zu, — seinem Erneuerungsort.

4. Der Puls.

Wenn im Film ein Arzt zu einem Erkrankten gerufen wird, so ist es das erste, daß der Arzt mit der einen Hand die Hand des Kranken faßt und längere Zeit festhält, mit der anderen Hand seine Uhr zieht und den Ablauf der Sekunden daran feststellt. Nickt er dabei befriedigt, so ist das ein erfreuliches Zeichen, schüttelt er aber mit sorgenvoller Miene den Kopf, so bedeutet das nichts Gutes für den kranken Filmhelden, und der mitfühlende Zuschauer fühlt sich allen Qualen der Ungewißheit und Sorge ausgesetzt.

Der Film sucht, da ihm Worte nicht oder kaum zur Verfügung stehen, durch typische Handlungsweise den Beruf einer neu auftretenden Figur erkennen zu lassen. Für den Arzt ist offenbar dieser Griff nach der Hand des Kranken und die kontrollierende Uhrbetrachtung typisch. Und wenn in Wirklichkeit auch die Schlußfolgerung aus den dabei gewonnenen Beobachtungen nicht immer so klar und einfach ist wie im Film, so gewinnt der Arzt doch auf jeden Fall zunächst rasch Einblick in gewisse Krankheitsanzeichen, die ihm viel verraten und wie sie ihm in solch bequemer Weise sonst nicht offensichtlich werden.

Der Arzt hat nämlich auf die geschilderte Art den Puls des Kranken gefaßt und gefühlt. Aus seiner Beschaffenheit lassen sich in sehr vielen Fällen von vornherein wichtige Schlüsse ziehen. Der Pulsschlag — im vorliegenden Fall am Übergang von der Hand zum Arm gefühlt — ist die rhythmische Bewegung der Arterien. Sie schlagen in gleichmäßiger Bewegung und heißen ja deswegen „Schlagadern." Ihre Bewegung ist die Fortleitung der Herzarbeit, und so ist aus dem Verhalten des Pulses ein unmittelbarar Rückschluß auf die Tätigkeit des Herzens möglich. Der Puls wird an Stellen gefühlt, wo eine Arterie oberflächlich liegt und daher gut zu tasten ist. Für die Erkennung der Herztätigkeit ist es grundsätzlich sehr häufig dasselbe, ob man den Herzspitzenstoß fühlt oder den Puls am Handgelenk. Nur ist der Herzspitzenstoß, — wenn er sich nämlich zufällig hinter einer Rippe verbirgt oder bei sehr dicken Leuten —, nicht immer leicht zu fühlen, erfordert auch umständliche Vorbereitung wie Auskleiden. Am bequemsten und einfachsten ist daher die Kontrollierung der Herztätigkeit an einer Pulsstelle.

In früheren Zeiten bildete die genaue Untersuchung des Pulses einen Mittelpunkt der ärztlichen Tätigkeit. Es ist nicht richtig, heute über die darauf aufgebauten, zum Teil mit ausgeklügelten Überfeinheiten rechnenden Systeme zu lächeln. Sie sind infolge des Mangels an anderen genaueren Untersuchungsarten entstanden und bergen manchen richtigen, von schärfster Beobachtungsgabe zeugenden Kern in sich. Die Erkennung der Herz- und Gefäßerkrankungen beruht heute nicht mehr so nahezu ausschließlich auf der Beobachtung des Pulses wie in früheren Zeiten; denn die Mittel der modernen Untersuchungsmethoden geben auf andere Weise einen viel genaueren Einblick in vorhandene

Veränderungen, als sie die Verfolgung der Pulsbewegung gewähren kann. Aber nach wie vor wird die Beobachtung des Pulses höchst bedeutungsvolle Aufschlüsse geben, für die erste Erkennung am Krankenbette immer unentbehrlich sein.

Man spürt den fortgeleiteten Herzschlag also am Pulsschlag einer Arterie. Die Fortpflanzung der Welle braucht eine gewisse, geringe, aber meßbare Zeit, und so erfolgt der Pulsschlag etwas später als der Herzschlag, um so später, je weiter die gefühlte Pulsstelle sich vom Herzen befindet. Im allgemeinen ist ein Rückschluß aus der Art und Beschaffenheit des Pulses, aus der Anzahl der Pulsschläge auf die Herztätigkeit, auf die Zahl der Herzschläge zulässig. Es gibt allerdings Erkrankungsfälle, in denen die Anzahl der Herz- und der Pulsschläge nicht mit einander übereinstimmen. So werden bei gewissen Krankheiten des Herzens einzelne Herzschläge nicht regelmäßig weitergeleitet,

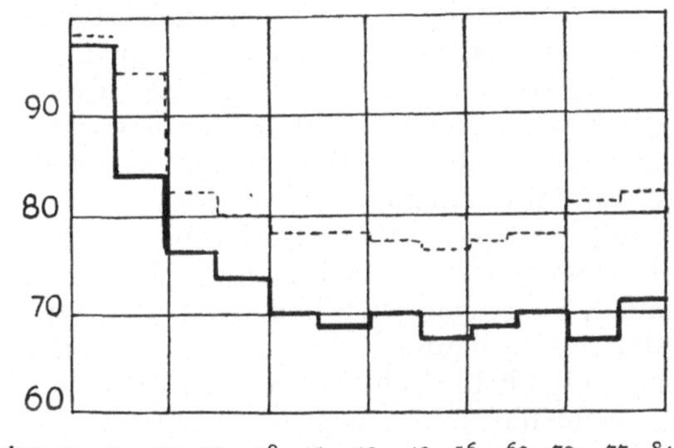

Abb. 10. Die Pulszahl des Menschen in verschiedenem Alter. (Nach Guy.)
—— männliche Personen
∙∙ weibliche Personen

erscheinen gar nicht als Pulsschläge. Gleichzeitige Zählungen an Herz und Puls ergeben dann verschiedene Zahlen, am Herzen mehr Schläge („Extrasystolen") als am Puls. Auf jeden Fall ist deshalb, und auch aus anderen Gründen, bei Verdacht auf Herz- oder Gefäßkrankheiten die Untersuchung des Herzens selbst erforderlich, nicht nur die des Pulses.

In der Schnelligkeit der Herztätigkeit, in der Anzahl der Pulsschläge besitzt der Körper ein sehr feines Mittel zum Ausgleich anderer Störungen. Die Anzahl der Herzschläge (Frequenz) ist auch bei gesunden Menschen unter gewöhnlichen Verhältnissen verschieden. Eine Einheitszahl gibt es nicht. Im mittleren Lebensalter beträgt sie meistens zwischen 60 und 80 Schlägen in der Minute. Aber auch mehr oder weniger Schläge können bei vollkommener Gesundheit, bei vollkommenem Wohlgefühl dauernd auftreten, ohne daß irgendein Grund zur Beunruhigung gegeben wäre. Beim neugeborenen Kind ist die Pulszahl bedeutend höher (130—150 Schläge in der Minute). Sie sinkt dann allmählich ab, beträgt im ersten Lebensjahr etwa 130, im zweiten 120, im vierten 110 Schläge in der Minute. Im siebenten Lebensjahr wird mit 80 Schlägen die Durchschnittszahl der Erwachsenen schon fast erreicht. Sie fällt dann weiter noch etwas bis zum 20. Lebensjahr ab bis zu der erwähnten

Durchschnittszahl, und bleibt auf dieser Höhe bis ins Greisenalter, wo sie von neuem ein wenig ansteigt.

Beim einzelnen Menschen kann die Anzahl der Herzschläge durch äußere und innere Einflüsse, seelische Erregung, körperliche Anstrengung, Fieber, Wärme und Kälte außerordentlich beeinflußt werden. Aber auch ohne stärkere Einwirkung, nur durch die Ein- und Ausatmung, durch Veränderungen in der Körperhaltung, werden Schwankungen in der Pulszahl hervorgerufen. Der kranke Herzmuskel, dessen Kraft hinter der des gesunden zurücksteht, sucht durch vermehrte Tätigkeit, also erhöhte Pulszahl, wettzumachen, was ihm auf der anderen Seite fehlt. Die Anwesenheit von Gallensalzen im Blut (bei Gelbsucht) ruft umgekehrt Pulsverlangsamung hervor, auch manche Gifte haben den gleichen Einfluß.

Ein Grund zu irgendeiner Beunruhigung, wenn die Pulszahl der Kinder weit höher als die der Erwachsenen ist, besteht daher nicht. Im übrigen ist gerade bei kleinen Kindern der Puls oft nicht leicht zu fühlen. Die Radialarterie ist noch sehr klein und schlecht zu fühlen, namentlich wenn ein dickes Fettpolster in der Handgelenksgegend vorhanden ist. Jedenfalls wäre es sehr unberechtigt, was zuweilen vorkommt, daß eine Mutter, die bei ihrem kleinen Kind den ihr sonst auffindbaren Puls nicht finden kann, daraus auf eine „Herzschwäche" beim Kind schließen wollte. Davon kann gar keine Rede sein.

In einer bei toten Maschinen niemals vorhandenen Feinheit paßt sich der den Kreislauf des Blutes treibende lebendige Motor den Erfordernissen des Augenblicks an, ohne dabei jemals den Gesichtspunkt dauernder Leistungsfähigkeit zu vernachlässigen. Es zeigt sich hier der Unterschied zwischen einer von Menschen erdachten und erbauten Maschine, die bei aller bewunderungswürdigen Genauigkeit schließlich doch nur leisten kann, was der Erbauer wörtlich in sie hineingedacht hat, und dem lebenden Organ, das selbsttätig und gleichsam selbstdenkend sich für geänderte Ansprüche durch Ausbau neuer in ihm schlummernder Fähigkeiten anpaßt. Darum ist auch jeder Vergleich zwischen einer toten und einer lebenden „Maschine" nur in sehr engen Grenzen gültig, — und im wesentlichen und grundsätzlichen gar nicht zulässig.

Die Zwischenräume zwischen den einzelnen Pulsschlägen sind normalerweise gleich lang, der Puls ist regelmäßig. Unregelmäßigkeiten in der Zeitenfolge weisen gewöhnlich auf Behinderung der Herztätigkeit hin. Auch der Grad der Füllung des Gefäßrohres und der Druck der Blutwelle geben wichtige Hinweise auf regelrechten oder gestörten Ablauf der Vorgänge im Kreislaufsystem. Die Hand, die den Puls am Handgelenk fühlt, kann gleichzeitig aus der Beschaffenheit der gefühlten Arterie Rückschlüsse auf die Beschaffenheit der Gefäße überhaupt ziehen. Bei Arteriosklerose (Verhärtung der Gefäße) ist das Arterienrohr geschlängelt, fühlt sich hart und uneben an wie eine „Gänsegurgel".

Der modernen klinischen Untersuchung des Herzens und der Blutgefäße stehen eine große Anzahl fein und sinnreich ausgearbeiteter, zum Teil allerdings recht komplizierter Methoden zur Verfügung. Sie gestatten eine genaue Feststellung der Art und des Umfanges des Leidens. Trotzdem ist das einfache Fühlen des Pulses, wie bereits betont, für den Arzt nach wie vor eine unentbehrliche Untersuchungsart.

Freilich sollte auch der Laie in richtiger Weise den Puls fühlen können. So gut ein Familienmitglied imstande sein soll, die Körperwärme des anderen zu messen, so gut jeder Mensch sich selbst richtig messen können soll, ebenso gut sollte er auch die Anzahl der Pulsschläge feststellen können. Das gehört zur häuslichen Gesundheitspflege, zu den Maßregeln der ersten Hilfe, wie sie jeder Mensch immer wieder im Leben braucht. Es genügt für die praktische Notwendigkeit vollkommen, die Anzahl der Pulsschläge in 1 Minute festzustellen; die anderen Eigenschaften des Pulses sind nicht so einfach zu erkennen und zu deuten. Man wird immer in die Lage kommen, zu überlegen, ob jemand Fieber hat, ohne daß man gerade ein Thermometer zur Hand hat. Solcher Verdacht findet durch die Zählung der Pulsschläge während 1 Minute rasch Bestätigung; denn im Fieber ist der Puls fast immer beschleunigt. Dem Arzt, der oft später

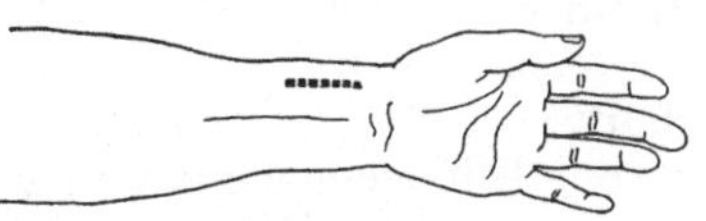

Abb. 11. Stelle, an der gewöhnlich der Puls gefühlt wird,

Speichenschlagader links und rechts.

gerufen wird oder kommen kann, wird man — in Ermangelung von Fiebermessungen, aber auch in ihrer Ergänzung — durch Aufschreiben der Pulszahlen zu den verschiedenen Tageszeiten einen wertvollen Hinweis für die Beurteilung des Krankheitsverlaufes geben.

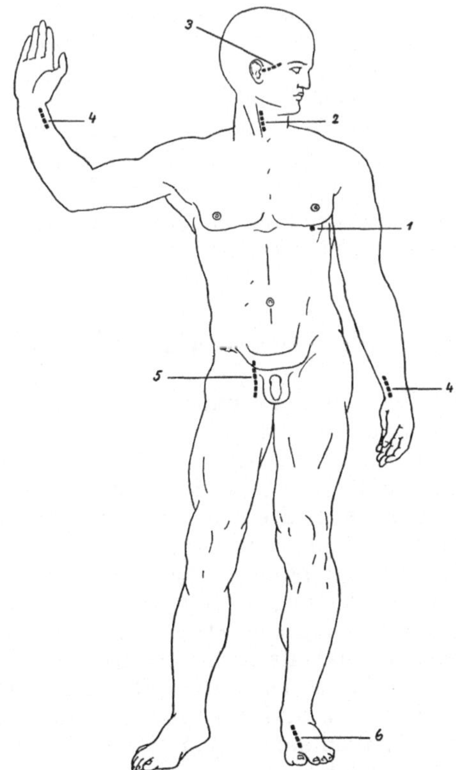

Abb. 12. Stellen, wo der Puls zu fühlen ist.

Es sind durchwegs Stellen, an denen eine Schlagader sich nicht tief unter der Haut befindet und daher gut zu fühlen ist.

1 = Herzspitze (im 5. Zwischenrippenraum, innerhalb der linken Brustwarzenlinie	4 = Speichenschlagader
2 = Halsschlagader	5 = Oberschenkelschlagader
3 = Schlafenschlagader	6 = Fußrückenschlagader

Wo ist nun der Puls zu fühlen? Es kommen nur solche Stellen in Betracht, wo eine größere oder mittlere Arterie oberflächlich liegt und daher gut durch Haut und Weichteile hindurch zu fühlen ist. Die gebräuchlichste Stelle zur Feststellung der Pulsbeschaffenheit ist am Handgelenk, — eben da, wo der Arzt im Film seine Eigenschaft als Gesundheitssorger kundgibt. Die Arterie, die hier zu fühlen ist, ist die Speichenarterie oder Arteria radialis. Sie ververläuft vorn über der Speiche, — so heißt der eine der beiden Vorderarmknochen der vom Ellbogengelenk zum Daumen hinzieht. Zwischen der Außenseite des Knochens und einer Sehne, ein wenig höher als das Handgelenk, auf der vorderen Seite (Seite der Handfläche) ist hier der Radialpuls für die leicht aufgesetzte Fingerspitze fühlbar. Zum Fühlen nimmt man am besten den Zeigefinger oder noch besser den Zeige-, Mittel- und Ringfinger zusammen, weil es dann möglich ist, ein längeres Stück der Arterie zu fühlen, und das gibt größere Sicherheit in der Beurteilung.

Andere Stellen, an denen der Puls gleichfalls verhältnismäßig bequem zu fühlen ist, sind: die Halsschlagader (Carotis), sie verläuft auf beiden Seiten des Halses seitlich vom Kehlkopf nach dem Kopf zu; die oberflächliche Schläfenarterie (Arteria temporalis superficialis), sie zieht an der Schläfe, oberhalb des knöchernen Jochbogens; die Oberschenkelarterie (Arteria femoralis oder cruralis), sie verläuft in der Mitte der Schenkelbeuge, nicht so oberflächlich wie die anderen Arterien, es bedarf daher eines etwas stärkeren Druckes, um ihre Pulsation wahrzunehmen; die Fußrückenarterie (Arteria dorsalis pedis), die über dem Fußrücken in einer Linie ungefähr von der Mitte des Fußgelenkes zum Zwischenraum zwischen erstem und zweitem Mittelfußknochen verläuft.

Wer die einfache Methode der Pulsschlagzählung beherrscht, der wird sich, seinem Nächsten und dem Arzt manche Hilfe und Erleichterung bringen können.

5. Das gesunde Herz im kranken Körper.

Mit mannigfaltigen Vorrichtungen unterstützen und erleichtern die Blutgefäße die Arbeit des Herzens. Die Hauptarbeit des Kreislaufs hat aber immer das Herz selbst zu leisten. Jeder krankhafte Vorgang im ganzen Gefäßsystem und überhaupt im Körper muß daher seine Rückwirkung auf das Herz ausüben. Außerordentlich hoch ist die Arbeitsleistung, die das Herz bei stark entzündlichen, mit hohem Fieber verbundenen Vorgängen im Körper zu bewältigen hat, etwa bei einer Lungenentzündung. Wenn das Herz imstande ist, hinreichend lange dieser Überbelastung standzuhalten, so wird der Körper im allgemeinen mit der Krankheitsursache fertig. Sehr mit Recht antwortet der Arzt daher in schweren Krankheitsfällen den nach der Genesungsaussicht fragenden Angehörigen des Patienten: „Es geht gut, wenn's das Herz aushält". In der Tat gehen derartige Krankheitsfälle in der Mehrzahl gut aus, weil eben das Herz aushalten kann. Seine Reservekräfte treten in Erscheinung, ohne viel Aufhebens zu machen.

Die Mehrleistung des gesunden Herzens bei Erkrankungen des übrigen Körpers geht vor sich, ohne daß sie dem Kranken fühlbar wird oder zum Bewußtsein kommt. Erst nach Abklingen und Überwindung der Krankheit, — in der Zeit, da sich der Rekonvaleszent noch schwach fühlt, — merkt er an stärkerem Herzklopfen oder sonstigen leicht unangenehmen Empfindungen in der Herzgegend, daß auch das Herz nach Überwindung der gestellten Aufgabe erholungsbedürftig ist.

Erstaunlich ist es, in welch feiner Weise sich Herz und Gefäße jederzeit auf die gerade bestehenden Notwendigkeiten des Körpers einstellen. Die Vorgänge dabei zeigen die innige Verknüpfung aller Körperteile mit dem Herz-Gefäß-System an, wie sie im wesentlichen durch Nerveneinflüsse vermittelt wird. Von den allgemeinen Krankheitserscheinungen läßt sich am schönsten am Beispiel des Fiebers verfolgen, welche Mehrbelastung ein solches Krankheitsgeschehen für Herz und Gefäße bedeutet, und wie sie in der Mehrzahl der Fälle dank der vorhandenen Reservekräfte sozusagen spielend überwunden wird.

Die Regelung der Körperwärme im Fieber hängt aufs engste mit der Einstellung des Gefäßsystems zusammen. Eine in den Körper eingedrungene Schädlichkeit kann bei Erhöhung der Körperwärme günstiger bekämpft werden; krankheitserzeugende Bakterien beispielsweise, die sich auf den Mandeln oder in der Lunge angesiedelt haben, sind bei höherer Körperwärme leichter zu zerstören und zu vertreiben. Von dem lebenswichtigen Teil zwischen Gehirn und Rückenmark, dem „verlängerten Rückenmark" (Medulla oblongata) gehen die Nerveneinflüsse aus, die jetzt den ganzen Körper unter die Verwirklichung der Idee der Fiebererzeugung bringen. Im Körper findet durch gesteigerten Stoffabbau (Verbrennung) Mehrerzeugung von Körperwärme statt. Die Gefäße erweitern sich nun nicht, — wie im gesunden Körper, — im gleichen Maße, wie die Wärmeerzeugung steigt, um dadurch mehr Wärme abzugeben, sondern sie lassen die Wärme im Innern des Körpers zunächst bis auf den notwendigen Grad ansteigen; erst wenn dieser erreicht ist, erweitern sie sich zur Wärmeabgabe. Solange bei einem Kranken das Fieber im Ansteigen begriffen ist, sieht er daher blaß aus, erst wenn der richtige Fiebergrad erreicht ist, kommt es zu dem bekannten (infolge der Erweiterung der Hautgefäße) geröteten, „fiebrigen" Aussehen.

Wenn die Gefäße der Haut im Fieberzustand erweitert sind, hat der Kranke oft ein so starkes Hitzegefühl, daß er glaubt, dadurch geradezu verzehrt zu werden. Dem eigentümlichen Verhalten der Gefäße ist es aber zuzuschreiben, daß der Kranke in dem dem Fieber vorausgehenden Stadium des Schüttelfrostes vor Frostgefühl zittert und bebt, während die Messung seiner Körperwärme schon eine bedeutende Erhöhung der Körperwärme anzeigt. Der Schüttelfrost ist bei rasch ansteigendem Fieber häufig die Einleitung zu dieser höchst zweckmäßigen und heilsamen Umstellung des kranken Körpers. Die erhöhte Körperwärme darf zunächst, wie erwähnt, nicht abgegeben werden, — was sich durch Erweiterung der Hautgefäße, Schweißbildung usw. ja bewerkstelligen ließe. Es tritt daher eine krampfhafte Zusammenziehung der Hautgefäße ein, wie sie sonst nur bei sehr kalter Umgebung sich einzustellen pflegt, um den Körper vor Abkühlung zu schützen. Die Empfindungen sind in beiden Fällen die gleichen: die des heftigen Frierens. Durch vermehrte und gesteigerte Muskelbewegungen (Zittern, Klappern mit den Zähnen) sucht der Betroffene das scheinbare Kältegefühl im einen, das wirkliche im andern Fall auszugleichen. Dadurch wird die Wärmebildung weitergesteigert. Die Hautgefäße bleiben aber beim Schüttelfrost nach wie vor fest zusammengezogen, geben also wenig Wärme nach außen ab. Erst wenn der Grad der Körperwärme erreicht ist, der vom Körper zur Bekämpfung der Krankheit für notwendig erachtet wird, öffnen sie sich wieder, und die Wärmeabgabe kann beginnen. Denn jetzt, wo nur mehr die bereits erzielte Temperatur beibehalten werden muß, darf die im Innern erzeugte Wärme zum Teil abgegeben werden. Dazu ist weniger Wärmebildung nötig als zur Steigerung der Körperwärme.

Ist umgekehrt die Krankheit überwunden und hält der Körper die Beibehaltung der erhöhten Körperwärme nicht mehr für nötig, so wendet er alsbald die ihm zur Verfügung stehenden mechanischen Mittel zur Abkühlung der Körpertemperatur auf den normalen Stand an. Das ist die Erweiterung der Hautgefäße und vor allem starke Schweißabsonderung. Durch beide Wege gelingt es, Wärme im Überschuß nach außen abzugeben.

Das Herz paßt sich den Anforderungen, wie sie sich aus den Veränderungen im Gefäßsystem ergeben, ohne weiteres an. Es arbeitet aber auch selbst in wahrnehmbarer Weise an der Unterstützung der durch das Fieber gekennzeichneten Heilaktion im Körper mit: durch Beschleunigung seiner Tätigkeit. Die Veranlassung zu dieser Beschleunigung geht, wie es heißt, von der Erhöhung der Blutwärme aus; durch gesteigerte Bluttemperatur werden die Endigungen des Nervus accelerans, des herzbeschleunigenden Nerven, gereizt, und auch die Herzmuskelfasern selbst zu lebhafter Tätigkeit veranlaßt. Es ist aber doch anzunehmen, daß nicht nur die Erhöhung der Körperwärme es ist, die zur Beschleunigung der Herzarbeit führt, sondern daß die gleiche innere Ursache beide Vorgänge hervorruft. Sonst wäre es schwer verständlich, wie die Herztätigkeit bei einem derartigen Kranken schon gesteigert sein kann, bevor die Erhöhung der Körperwärme merkbar zu werden beginnt, und das ist doch eine häufig und sicher zu beobachtende Tatsache.

Jedenfalls ist also die Herztätigkeit im Fieber gesteigert, die einzelnen Schläge sind kräftiger, die Anzahl vermehrt. Das charakteristische Zeichen der Pulsbeschleunigung, — der Vermehrung der Herzschläge in einer Minute — bedeutet für den in Fieberbildung sich äußernden Heilungsvorgang eine sehr wesentliche Unterstützung. Das Blut ist ein ganz besonderer Heilsaft. In ihm sind jene Stoffe und Anregungen vorhanden, die den Abbau krankhafter Geschehnisse im Körper und Wiederherstellung gesunder Zustände herbeiführen. Es ist gleichgültig, ob man dabei an die weißen Blutkörperchen, an Gegengifte gegen die Bakteriengifte, an chemische Einwirkungen oder an was sonst denkt. Wenn das Blut infolge der rascheren Zusammenziehung und Wiederausdehnung des Herzens schneller in den Gefäßen kreist, so kommt in der gleichen Zeiteinheit mehr Blut an alle gefährdeten Stellen des Körpers und damit mehr natürliches, wie auch unter dem Einfluß einer Infektion neu gebildetes Gegengift.

Die Mehrarbeit des Herzens ist also für die Heilung einer Allgemeinerkrankung des Körpers, wie sie sich im Fieber äußert, von Vorteil. Wenn eine schwere Infektion besteht, so begrüßt der Arzt in gleicher Weise das Auftreten von hohem Fieber wie die Beschleunigung des Pulses. Denn das sind Beweise dafür, daß der Körper kräftig und den Notwendigkeiten entsprechend auf die Krankheit reagiert. Allerdings sind hohes Fieber und rascher Puls oft Anzeichen einer stärkeren Infektion. Vor allem sind sie aber das Anzeichen einer kräftigen Antwort des Körpers, der sich wehrt. Und darum ist es dem Arzt oft wenig erwünscht, wenn eine schwere Infektion entweder mit ungenügender Erhöhung der Körpertemperatur (niedriges Fieber) einhergeht, oder wenn bei hohem Fieber die Pulszahl nicht beschleunigt ist. Für manche Infektionen — und sie sind in der Regel nicht leichter Natur — ist dieses Mißverhältnis zwischen Fieber und Herztätigkeit kennzeichnend.

Eine örtliche Erkrankung im Körper wirkt gleichfalls anstrengend und belastend auf das Herz zurück. Bei einer Lungenentzündung sind die kleinen

Äste der Luftwege (kleine Bronchien und Lungenbläschen, Alveolen) durch entzündliche Ausscheidungen verstopft. Das dauert solange, bis die eingedickten Massen sich gelöst und verflüssigt haben. Trotzdem braucht das Blut nach wie vor die Zufuhr von Sauerstoff. Die Lunge atmet deshalb schneller, die Atmung ist beschleunigt, um wenigstens dadurch einen Teil des Ausgefallenen zu ersetzen. Dazu kommen die gleichfalls durch den Entzündungsreiz bewirkten heftigen Hustenstöße, die den ganzen Körper erschüttern. All das erfordert Kraft, die letzten Endes vom Herzen bestritten werden muß. Jede Erkrankung irgend einer anderen Stelle wirkt in gleicher Weise unmittelbar auf das Herz als Neubelastung zurück.

Und doch gehen die meisten derartigen Fälle gut aus, ein Beweis, welch außerordentlich große verborgene Hilfskräfte dem Herzen wie überhaupt dem Körper zur Verfügung stehen. Allgemeine infektiöse Erkrankungen können freilich ein bisher gesundes Herz auch in Mitleidenschaft ziehen, Bakteriengifte bei einer Diphtherie oder bei Scharlach etwa den Herzmuskel angreifen. Dann handelt es sich aber nicht mehr um ein „gesundes Herz im kranken Körper", sondern um ein selbst, wenn auch oft nur vorübergehend, erkranktes Herz, — und dann treten alle jene Sicherungsmaßnahmen ein, die auch aus einem kranken Herzen ein leistungsfähiges Organ machen sollen und können.

In anderer Art wird das gesunde Herz den Betrieb in einem Körper leiten, in dem ein Organ chronisch erkrankt ist, etwa bei Nierenleiden oder Lebererkrankungen. Hier können Umstellungen im Herzen aus technischen, mechanischen Ursachen nötig werden, wie sie den Umbauten im kranken Herzen gleichen, aber ohne daß das Herz selbst ursprünglich erkrankt ist.

6. Umbau und Umstellung des kranken Herzens.

Die Wunderkraft der Leistungsfähigkeit und der Anpassungsmöglichkeit des Herzens, die schon beim gesunden Organ in unbegreifendes Erstaunen versetzt, offenbart sich in noch höherem Maße beim kranken Herzen. Die Arbeitsverhältnisse haben sich durch Erkrankung des Herzens, des Treibmotors, wesentlich geändert. Die zu erfüllende Leistung ist aber nach wie vor die gleiche geblieben: Instandhaltung des Blutkreislaufes und dadurch Versorgung aller Körperabschnitte mit der unentbehrlichen Nährflüssigkeit. Da gibt es keinen Einhalt, darf es keinen geben. Auch Krankheit gibt nicht das Recht zum Versagen. Ein Versuch des kranken Organs, nachzulassen und mit entschuldigendem Hinblick auf seine Schwäche weniger zu arbeiten, würde augenblicklich mit schwerer Schädigung wichtiger anderer Organe, ja mit dem Tod, beantwortet werden.

So werden Änderungen im inneren Betrieb des Herzens notwendig. Sie dienen dazu, die äußere Leistung auf der gleichen Höhe zu erhalten. Der eine Teil des Herzens ist erkrankt und kann nicht mehr arbeiten: da muß der andere Teil sich um so kräftiger ins Zeug legen. Ineinanderspiel und geschickte Verteilung der vorhandenen Kräfte läßt den Eintritt des Unzulänglichen vermeiden. Natürlich geht solche Umstellung nicht ohne Umbauten und Formveränderungen vor sich. Sie sind in sehr vielen Fällen auch äußerlich am Herzen nachzuweisen. Wenn in einer Fabrikanlage ein Teil des Getriebes versagt, wenn beispielsweise ein großer Motor unbrauchbar geworden ist und, weil der gleiche nicht mehr vorhanden ist, durch zwei kleinere ersetzt werden muß, dann sind auch Umstellungen und sichtbare Umbauten im Betrieb notwendig. Schließlich wird aber doch die ursprüngliche Arbeitsleistung wieder erreicht und damit die Fähigkeit, den erhobenen Anforderungen gerecht zu werden.

Soweit ist alles recht schön, und wenn der Umbau im Herzen — zur Überwindung der vorhandenen Schädigungen — gelungen ist, dann arbeitet es so gut und folgerichtig wie ein normales Herz. Nur darüber muß man sich im klaren sein, daß eine solche Umstellung für das Herz und seine Leistungsfähigkeit kein gleichgültiges und nebensächliches Ereignis darstellt. Sie kann auch nicht beliebig oft wiederholt werden.

Denn was das Herz hier an Umbauten errichtet hat, das hat es aus seinen Reservekräften getan, und diese sind nicht unbeschränkt. Die Reservekräfte, die dem Herzmuskel wie jedem anderen Muskel innewohnen und die bei einer plötzlichen Mehrbelastung des Herzens — bei besonderer Anstrengung, im Fieber usw. — zu so ungeahnten Leistungen befähigen, sind hier nicht gemeint; auch sie sind natürlich nicht unbeschränkt vorhanden. Sondern jetzt handelt es sich um jene als Reserve dem Herzen zur Verfügung stehenden Kräfte, die einen Umbau leiten können und dadurch dem Arbeitswillen und der Arbeitskraft den richtigen Weg weisen. Auch hier gilt als bedeutungsvolle Regel: was einmal verbraucht und in bestimmter Richtung festgelegt ist, das steht für etwa neu auftretende Anforderungen nicht mehr zur Verfügung. Die Reserven, die auch sonst das wichtigste Mittel zur unbehinderten Durchführung einer Aufgabe darstellen, sind nahezu ganz aufgezehrt. Das muß man wissen und muß die Anforderungen an die Leistung des Herzens entsprechend beschränken. Und hier liegt die innerliche Ursache für die Forderung, daß ein Mensch mit einem nicht gesunden Herzen, auch wenn der vollendete Umbau die volle Leistungsfähigkeit gewährleistet, anders lebt, vorsichtiger als ein Mensch mit einem ganz normalen Herzen.

Das Beispiel mit den Fabrikmotoren läßt den Kern der Frage noch klarer hervortreten. Die Fabrik, deren großer Motor, wie angenommen wurde, unbrauchbar wurde, hatte die zwei kleinen Motoren eigentlich angeschafft, um gegebenenfalls erhöhte Ansprüche durch ihre Indienststellung bewältigen zu können. Jetzt sind diese Reservemotoren eingesetzt und verbraucht, und wenn nunmehr eine unvermutete neue große Aufgabe herantritt, ist die Fabrik ihr unter Umständen nicht mehr gewachsen Sie kann sich, im Laufe längerer Zeit, neue Motoren kommen lassen. Das kann der Körper nicht. Er muß mit den in ihm enthaltenen Reservekräften grundsätzlich auskommen, und ist er dazu nicht mehr imstande, so muß er den Betrieb einstellen. Einen neuen Motor an Stelle des verbrauchten zu beziehen, ein neues Herz einzusetzen, — das ist bei Mensch und Tier noch nicht gelungen.

Klarer als alle theoretische Überlegung zeigt ein Beispiel die Möglichkeit der Umstellung, ihre wunderbare Gestaltung und ihre schließlichen Grenzen. Es bestehe eine Herzklappenerkrankung, eine Mitralinsuffizienz. Es ist das die häufigste aller Herzklappenerkrankungen, ein sehr häufiger „Herzfehler“. Die Mitralklappe ist jene zweizipfelige — einer Bischofsmütze, einer Mitra, gleichende, daher ihr Name — Klappe, die den linken Vorhof und die linke Kammer voneinander scheidet. Durch die Erkrankung sei eine Insuffizienz eingetreten, d. h. ein ungenügender Verschluß der Klappe bei der Zusammenziehung der linken Herzkammer.

Bevor wir auf die Folgen dieser Änderung im inneren Herzbetrieb für das Herz und den ganzen Kreislauf eingehen, ist ein kurzer Umblick nötig, auf welche Weise sie entstanden ist. Ein junger Mensch leide etwa an einem fieberhaften Gelenkrheumatismus. Krankheitskeime, die diese Infektionskrankheit hervorrufen, — denn um eine solche handelt es sich beim Gelenkrheumatismus, — sind unter anderem die Streptokokken. Es sind das mikroskopisch kleine Spaltpilze, die im mikroskopischen Bild zu Ketten (griechisch streptos — Kette) angeordnet erscheinen und daher ihren Namen führen. Streptokokken kreisen beim fieberhaften Gelenkrheumatismus vielfach im Blut und gelangen mit ihm wie überall hin so auch an die feinen Häutchen der Herzklappen. Alle Krankheitserreger haben eine Vorliebe für gewisse Stellen, d. h. einzelne Körperteile sind für ihre Aufnahme besonders empfänglich (die Gaumenmandeln beispielsweise für Diphtheriebazillen, der Darm für Typhusbazillen usw.). Die feinen Häutchen der Herzklappen sind nun unter Umständen besonders empfänglich für die Ansiedelung der Streptokokken. Infolgedessen siedeln sich diese Keime hier an, rufen Entzündungen und Gewebsveränderungen hervor. Schließlich gelingt es dem Körper, ihrer Herr zu werden, und sie und die von ihnen abgesonderten Gifte restlos aus dem Blut zu entfernen. Auch die Entzündung der Herzklappen kommt damit zur Ausheilung. Aber an der Stelle der Herzklappen, wo sich die ausgeheilte Entzündung abgespielt hatte, wird die ursprüngliche Feinheit und Ausgeglichenheit des Gewebes in vielen Fällen nicht mehr ganz wieder hergestellt. Es ist eine Narbe an der betreffenden Stelle zurückgeblieben. Das Gewebe ist hier etwas geschrumpft und fester, derber geworden, wie auch an oberflächlichen Hautnarben zeitlebens ein Unterschied in der Beschaffenheit des Gewebes festzustellen ist.

Als erste Folge dieser Veränderung ergibt sich, daß im Augenblick des Klappenschlusses die geschrumpfte Klappe die Öffnung zwischen Kammer und Vorhof nicht mehr vollständig verschließt. Die weitere, unmittelbar daraus sich ergebende Folge ist die, daß im Augenblick der Kammerzusammenziehung, wo sonst die zweizipflige Herzklappe (Mitralklappe) die Vorhofkammeröffnung allseitig undurchlässig abschließt, das Blut nicht nur in die Aorta weitergedrückt, sondern ein Teil des Blutes neben der unvollkommen schließenden Mitralklappe auch in den linken Vorhof zurückgepreßt wird.

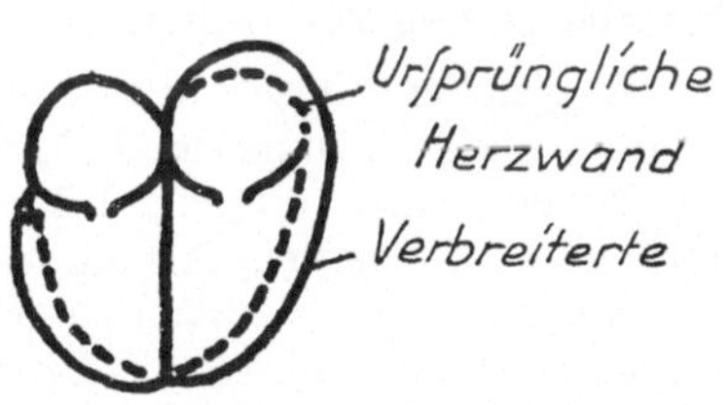

Abb. 13. Herzumbau bei Erkrankung der linken, zweizipfligen Herzkammerklappe (schematisch).

Der Klappenfehler ist ausgeglichen; linke Kammer, linker Vorhof und rechte Kammer sind vergrößert.

Für den linken Vorhof ist das kein gleichgültiges Ereignis. Denn gleichzeitig mit der unvermutet aus der linken Kammer rückgepreßten Blutwelle strömt die ihren normalen Weg gehende Blutwelle aus den Lungenvenen her in ihn ein. Er hat also eine viel größere Blutmenge in sich aufzunehmen als unter gewöhnlichen Verhältnissen; es tritt infolgedessen zunächst eine Erweiterung ein, eine Ausdehnung seiner Wandung. Die vergrößerte Blutmenge soll aber mit einer Zusammenziehung der Vorhofmuskulatur wieder herausbefördert werden, denn das ist auf die Dauer für ungestörten Ablauf der Blutbeförderungs- und Blutersetzungsvorgänge nötig. Zur Bewältigung dieser größeren Arbeitsleistung bedarf es einer größeren Kraft: die Muskulatur der Vorhofswandung nimmt an Umfang zu, sie wird hypertrophisch, d. h. sie wächst über das Normale hinaus (vom griechischen hyper — über und trepho — ich ernähre).

Ein ähnlicher Vorgang muß sich bei den geänderten Verhältnissen auch in der linken Herzkammer abspielen, nur ist dort entsprechend den größeren Ausmaßen auch die Umstellung deutlicher sichtbar als am Vorhof. Bei jeder Ausdehnung der Herzkammer (Diastole) strömt das Blut vom Vorhof in die Kammer. Die Menge des einströmenden Blutes ist dabei entsprechend den geschilderten Vorgängen der Norm gegenüber erhöht. Infolge des Anpralls einer größeren Blutmenge und des Zwangs zu ihrer Aufnahme tritt zunächst eine Erweiterung der Kammer ein.

Wenn in einem Flüchtlingslager täglich 50 Flüchtlinge aus einem von Seuchen oder sonstigen Gefahren bedrohten Gebiet eintreffen, so genügt ein kleines Lager bei vollkommener Ausnutzung den gestellten Ansprüchen an Unterbringung der eintreffenden Menschen. Wenn aber plötzlich nicht mehr 50 Flüchtlinge kommen, sondern jeden Tag 70 oder 80, so kann auch bei bester Einteilung das Lager nicht mehr genügen: es müssen neue Aufenthaltsräume, neue Lagerstätten geschaffen werden, es tritt eine Erweiterung des Lagers ein.

Handelt es sich bei dieser Vermehrung der Flüchtlingsscharen um ein vorübergehendes Ereignis, so wird das Personal des Flüchtlingslagers durch erhöhte Anstrengung und vermehrte Arbeitsleistung wohl imstande sein, den Flüchtlingsstrom weiterzuleiten und an die nächsten Etappen zu befördern. Bleibt jedoch dieser Zustand der Flüchtlingsvermehrung dauernd oder lange Zeit bestehen, so kommt das auf 50 Flüchtlinge täglich berechnete Personal mit der Arbeit für 70—80 Flüchtlinge nicht mehr zurecht. Es muß daher Verstärkung anfordern. Mit den Helfern zusammen ist es dann wohl imstande, auch dauernd die 70—80 Flüchtlinge in gleich guter Weise weiterhin zu besorgen und zu befördern als ehemals ohne die Helfer die 50 Flüchtlinge. Die Gesamtarbeitskräfte des Flüchtlingslagers sind also vermehrt, die Arbeitsleistung dadurch gesteigert worden.

In gleicher Weise muß der Erweiterung der Herzkammer, — wenn die sie veranlassende Ursache der höheren Blutmenge dauernd anhält — Verstärkung der Arbeitskräfte folgen. Für einmalige oder kurzdauernde Mehrbelastung reichen die normalen Arbeitsreserven der Herzmuskulatur aus, — wie der kurzdauernde Mehrzustrom zu dem Flüchtlingslager durch größere Anstrengung des vorhandenen Personals bewältigt werden konnte. Aber wenn die Mehrbelastung der linken Herzkammer durch den größeren Blutzustrom anhält, dann müssen zu ihrer Bewältigung neue Kräfte herangezogen werden (im Flüchtlingslager neues Personal eingestellt werden).

Der Erweiterung der Kammer folgt also weiterhin eine Hypertrophie, eine Verdickung und Verstärkung ihrer Muskulatur. Es ist das demnach nichts weiter als eine mechanische Ausgleichsmaßnahme. Der linken Kammer steht mehr Blut zur Verfügung als unter normalen Zuständen; sie muß bei jeder Zusammenziehung daher auch mehr auswerfen. Die Aorta und der Kreislauf bekommen davon die gewöhnliche, ihnen ordnungsmäßig zustehende Menge; auch nicht weniger, sie werden nicht vernachlässigt. Der Überschuß an Blut wird wieder in den linken Vorhof zurückbefördert. Es ist also eine zum Teil vergebliche Arbeit, die hier geleistet wird. Sie ist durch die krankhafte Veränderung der Vorhof-Kammerklappen bedingt, durch die Unmöglichkeit des dichten Verschlusses. Die Ursache ist nicht mehr zu beseitigen, da eine Wiederherstellung der Klappen zum gewöhnlichen Zustand und damit wieder ein regelrechter Verschluß der Öffnung nicht möglich ist. Nimmt man aber die

Ursache der Änderung einmal als gegeben hin, so muß man sagen, daß der linke Vorhof und die linke Kammer das Beste und Zweckmäßigste getan haben, was unter den tatsächlich vorhandenen Umständen geschehen kann, um sich den neuen Anforderungen anzupassen.

Es erweisen sich weitere Betriebsumstellungen als notwendig. Sie beschränken sich nicht nur auf die linke Hälfte des Herzens. Bei jeder Zusammenziehung der linken Kammer wird eine Blutmenge in den linken Vorhof zurückgepreßt. Sie füllt ihn zum Teil an und erschwert dadurch den Einfluß des Blutes aus den Lungenvenen in den linken Vorhof. Dieses aus dem Lungenkreislauf strömende Blut kann vollständig nur in den linken Vorhof hereingeschafft werden, wenn der höhere Druck, der ihm infolge der teilweisen Füllung mit Blut im linken Vorhof entgegentritt, durch einen gleichfalls gesteigerten Druck in seinem Rücken ausgeglichen und überwunden wird. Druck erzeugt bekanntlich Gegendruck, und wenn eine vorher ausgeführte Arbeitsleistung weitergeführt werden soll, muß die Erhöhung des Gegendruckes einer etwaigen Erhöhung des Druckes mindestens gleich sein.

Der Motor, der durch die Lungengefäße (kleiner Kreislauf) hindurch dem Blut in den Lungenvenen den erforderlichen Druck zum Einströmen in den linken Vorhof erteilt, ist die rechte Herzkammer. Zur Bewältigung der gesteigerten Arbeitsleistung ist also eine Mehrarbeit der rechten Kammer nötig. Um sie dauernd zu ermöglichen, verstärkt sich (hypertrophiert) auch die Wandung der rechten Kammer, d. h. ihre Muskulatur wird vermehrt, stärker und leistungsfähiger.

Der an der Mitralklappe sitzende Herzklappenfehler hat also Veränderungen am Herzen sowohl nach vorwärts (im Sinne des Blutkreislaufes), nämlich an der linken Kammer, zuwege gebracht, wie nach rückwärts, am linken Vorhof und der rechten Kammer. Das ganze Herz ist größer geworden, nach links und nach rechts. Man kann das durch die Veränderung der Schallunterschiede bei Beklopfen der Brust in der Herzgegend feststellen und unmittelbar im Röntgenbild sehen. Noch weiter nach rückwärts, d. i. auf den rechten Vorhof, setzen sich die Veränderungen und Umbauten nicht fort, solange der ungestörte Kreislaufbetrieb durch die bisher getroffenen Umstellungen hinreichend aufrecht erhalten wird. Der Herzfehler ist also in diesem Fall in seiner schädlichen Wirkung ausgeglichen, er ist „kompensiert". Stauungen oder Stockungen im Blutkreislauf mit folgender ungenügender Ernährung einzelner Körperteile treten nicht auf.

Es ist selbstverständlich, daß dem Herzen zum Aufbau der neuen Betriebsapparate, der verstärkten Muskulatur, hinreichend Nährstoffe zur Verfügung gestellt werden müssen. Die einzelne Muskelfaser wird dicker, kräftiger und die Gesamtanzahl der Muskelfasern nimmt zu. Gute Ernährung eines Menschen, dessen Herz im Begriff ist, die erwähnten Schutzvorrichtungen gegen zu befürchtende ungünstige Folgen des Klappenfehlers zu bilden, ist daher unbedingt erforderlich und eine Voraussetzung für das Gelingen. Wird der ganze Überschuß der eingeführten Nährmenge anderweitig verbraucht, besteht etwa eine chronische Auszehrungskrankheit, eine Tuberkulose, bestimmte Geschwulstarten (Krebs), so kann die Herzmuskelverstärkung ausbleiben. Die Folge ist Ungenügendwerden der Herzleistung.

Die besondere Art des Herzklappenfehlers, deren Einwirkungen auf den Herzmechanismus hier ausführlicher dargestellt sind, die Mitralinsuffizienz,

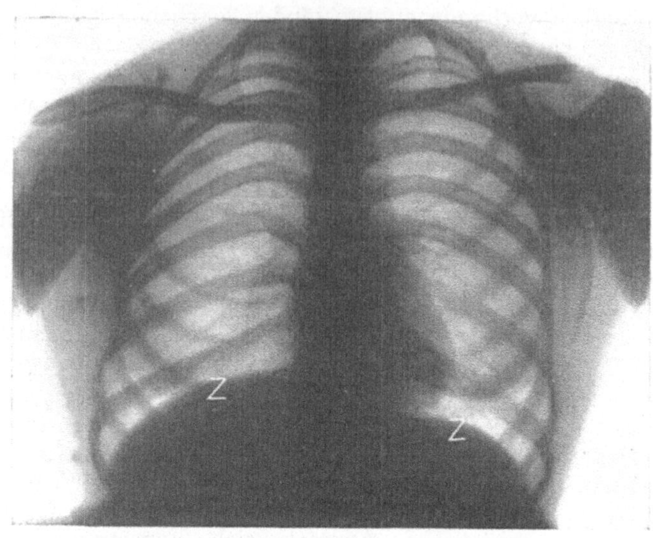

Abb. 14.　Normales Herz im Röntgenbild, von vorn gesehen.
Z = Zwerchfell.

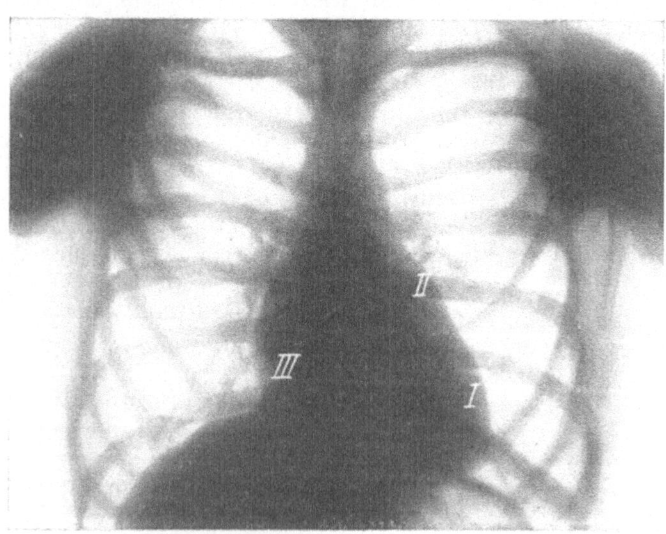

Abb. 15.　Herz mit Klappenfehler im Röntgenbild, von vorn gesehen.
Erweiterung und Verstärkung der linken Kammer *(I)*, des linken Vorhofs *(II)* und der
rechten Kammer *(III)*.

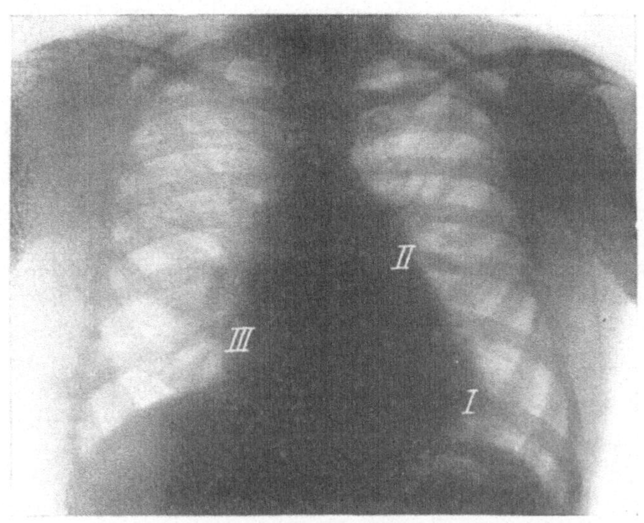

Abb. 16.   Herz mit Klappenfehler im Röntgenbild, von vorn gesehen.
Sehr starke Erweiterung und Verstarkung der linken Kammer *(I)*, des linken Vorhofs *(II)*
und der rechten Kammer *(III)*. Die Herzspitze ragt links weit uber die ,,Brustwarzen-
linie", die gewohnliche Seitengrenze des Herzens, hinaus.

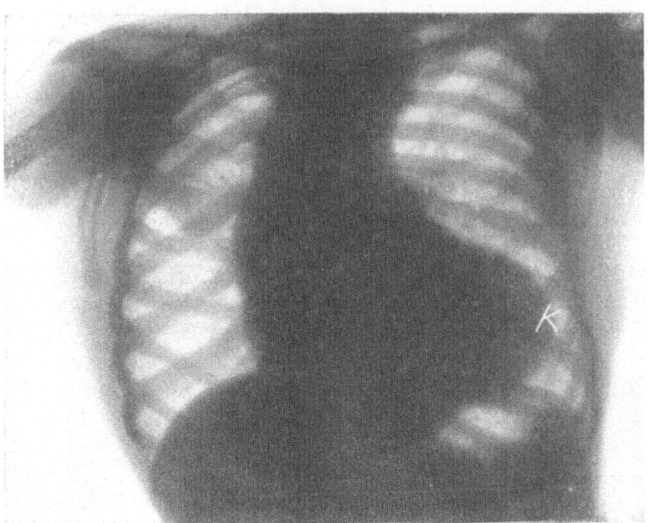

Abb. 17.   Herz mit Verengerung der Aortenklappen (Stenose) im Rontgenbild, von vorn gesehen.
Die linke Kammer *(K)* ganz ungewohnlich stark erweitert und verstärkt.

ist nur ein Beispiel einer derartigen Erkrankung. In gleicher Weise können alle anderen Klappen, sowohl an der rechten Vorhof-Kammeröffnung wie an der Austrittsstelle der großen Gefäße erkranken. Es kann sich dabei entweder um Schlußunfähigkeit der Klappen (Insuffizienz) handeln oder um eine Verengerung der Klappenöffnung durch narbige Schrumpfungen und Veränderungen (Stenose). Umgekehrt wie bei der Insuffizienz bemüht bei der Stenose sich der (im Sinne des Blutkreislaufes) vor der Klappe liegende Herzteil zum Teil vergeblich, alles Blut in den nächsten Herzteil zu schaffen; denn die Verengerung der Passage behindert und vereitelt den ungestörten Durchtritt des Blutes. Die bauliche Rückwirkung auf die übrigen Herzteile, Erweiterung und Wandverstärkung, regelt sich nach denselben mechanischen Gesetzen, wie wir sie beim Vorhandensein einer Insuffizienz walten sahen. Im einzelnen ist das Bild des Herzumbaus je nach dem Sitz und dem Grad der Klappenveränderung verschieden.

Die Ursache derartiger Klappenerkrankungen ist fast immer in einer Infektionskrankheit gelegen, bei der irgendwelche Bakterien sich auf den Klappen angesiedelt und dort eine Entzündung hervorgerufen haben. Manche Krankheitskeime haben eine ausgesprochene Vorliebe für bestimmte Stellen im Herzen; so bevorzugt ein Erreger des Gelenkrheumatismus, der Streptokokkus, die Mitralklappe, während die Spirochaeta pallida, der Syphiliserreger, häufiger die Aortenklappen schädigt, und der Diphtheriebazillus weniger die Herzklappen als den Herzmuskel zur Erkrankung bringt. Offenbar macht die verschiedene Beschaffenheit der einzelnen Herzteile den einen für bestimmte Bakterien oder bestimmte Bakteriengifte empfänglicher als den andern. Eine allgemeine Regel läßt sich indes für diese Zusammenhänge nicht aufstellen.

Jeder Herzklappenfehler, ob es sich nun um eine Schlußunfähigkeit der Klappen oder eine den Blutdurchstrom behindernde Verengerung handelt, führt die grundsätzlich gleichen Folgezustände herbei: vermehrte Widerstände in einzelnen Herzabschnitten und vermehrte Füllungen mit Blut. Den Anforderungen im einzelnen paßt sich jeweils die Umgestaltung der Vorhöfe und Kammern an. Das große Ziel ist immer die Erhaltung voller Leistungsfähigkeit des Herzens, Sicherstellung des ungestörten Ablaufes der Kreislaufvorgänge.

Dekompensation. Herzschwäche.

Ein Herz mit einem durch die geschilderten Einrichtungen kompensierten Herzklappenfehler verrichtet seine Arbeit so gut wie ein gesundes. Es kann nun aber im Laufe der Jahre eine Änderung eintreten, etwa daß dem Herzen eine plötzliche Überanstrengung zugemutet wird, dem seine Reservekräfte nicht gewachsen sind, oder daß aus irgendeinem Grund eine Zunahme des Klappenfehlers erfolgt, oder daß der Herzmuskel infolge anderweitiger Schädigung ermüdet und sich den großen Anforderungen nicht gewachsen zeigt. Was ist die Folge dieses Nachlassens der Herzleistung? Es treten nunmehr jene Erscheinen auf, die der Herzklappenfehler schon früher bedingt hätte, wenn nicht seine Kompensation, seine Ausgleichung durch den Umbau im Herzen erfolgt wäre. Jetzt ist der Herzfehler nicht mehr ausgeglichen, er ist „dekompensiert".

Grundsätzlich die gleichen Folgen des Nachlassens der Herzkraft treten bei einem anderen augenblicklichen Versagen des Herzens auf: der akuten

(plötzlichen) Herzschwäche. Sie führen in der Regel nicht zu so ausge-
bildeten äußeren Anzeichen wie bei der Dekompensation eines dauernden
Herzfehlers, aber auch bei der plötzlichen Herzschwäche ist die Herzkraft „de-
kompensiert". Eine einmalige Überanstrengung des Herzens, bei Schnellauf,
Radfahren oder einem anderen, das Letzte an Kraft erzwingenden Sport, beim
Heben von Lasten und sonstigen körperlichen Überleistungen kann die letzten
Reservekräfte des überlasteten Herzmuskels beansprucht haben. Er vermag
weiteren Anforderungen nicht mehr zu entsprechen. Der Kranke verliert plötzlich den Atem, heftiges Herzklopfen quält ihn, sein Gesicht sieht blaurot aus,
Schwindel umfängt die Sinne, er kann sich nicht mehr aufrecht halten. Wird
jetzt dem Herzen nicht unmittelbar Ruhe gewährt, so kann die Herzschwäche
rasch zum Herzstillstand, zum Tode, führen. Ruhe stellt das Herz in den meisten
Fällen wieder her, in anderen derartigen Überanstrengungsfällen bleibt freilich
eine dauernde Schwäche des Herzens zurück, namentlich bei solchen Herzen,
die schon vorher nicht ganz in Ordnung gewesen waren. Auch bei Krankheiten,
wo das Herz die wichtigste Grundlage zum Durchhalten bildet, z. B. bei einer
Lungenentzündung, kann der Eintritt einer Herzschwäche das Bild unerwünscht
verändern. Geeignete Hilfsmittel vermögen oft über diese unangenehmen
Zustände hinwegzuhelfen. Der Herzmuskel versagt eben bei Überlastung
ebenso wie der Armmuskel, der nach stundenlangem Hämmern einfach nicht
mehr imstande ist, den Arm noch zu heben.

Der Zustand der Dekompensation bei einem Herzklappenfehler
zeigt die einzelnen Folgen der Herzschwäche, oder aus welchem Grund sonst die
ungenügende Herzarbeitsleistung erfolgen mag, in klarer Weise auf. Wer eine
anschauliche Vorstellung von dem Mechanismus des Herzgetriebes und des
Kreislaufes hat, für den ergeben sich die Folgen der eintretenden Unausgeglichenheit des Herzfehlers sozusagen von selbst. Die übermäßig gefüllten und
erweiterten Herzhöhlen sind nicht mehr fähig, das ganze weiterzubefördernde
Blut heraus, nach vorwärts (im Sinne des Kreislaufs), zu schaffen. Infolgedessen
tritt eine Stauung des Blutes nach rückwärts ein. Die Füllung der Herzhöhlen
mit Blut nimmt zunächst immer mehr zu und die Erweiterung wird nicht von
einer weiteren Zunahme der Muskulatur begleitet; denn über eine gewisse
Grenze hinaus ist eine Verstärkung der Muskulatur nicht mehr möglich, und
ebenso gibt plötzliche Überlastung des Herzens hier viel weniger als bei einem
gesunden Herzen die Möglichkeit, mit Reservekräften die übermäßige Anforderung auszugleichen.

Wir kehren zu unserem Beispiel mit dem Fehler an der zweizipfeligen
Vorhof-Kammerklappe (Mitralinsuffizienz) zurück. Wenn die rechte Herzkammer das Blut nicht mehr genügend in die Lungenarterie auspressen kann,
so erweitert sie sich infolge der starken Blutfüllung übermäßig. Das wirkt auf
den rechten Vorhof zurück, der gleichfalls erweitert (dilatiert) und nach den
verhältnismäßig nicht sehr starken Kräften, die ihm zur Verfügung stehen,
auch verstärkt wird (hypertrophiert). Ist es dem übrigen Herzen nun nicht
inzwischen gelungen, das störend eingreifende Hemmnis zu überwinden, so
staut sich das Blut im rechten Vorhof immer mehr, und der darin herrschende
gesteigerte Druck wirkt auch auf die einmündenden großen Venen zurück.
Sie bringen das Blut aus dem ganzen Körper dem Herzen zu und können es
jetzt nicht pünktlich abgeben. Auch in ihnen kommt es zu einer Blutstauung,
und diese pflanzt sich auf das Venensystem des ganzen Körpers, auf alle Organe
fort.

Schon der äußere Anblick eines derartigen Kranken läßt das erkennen. Während manche Herzkranke infolge unzureichender Herztätigkeit oft blaß aussehen, wird die Färbung von Gesicht und übriger Haut bei eintretender Dekompensation bläulich (Zyanose). Die kleineren Hautvenen sind infolge der Stauung erweitert und mit venösem, dunklerem Blut überfüllt. Namentlich an Stellen, wo Gefäßnetze nicht weit unter der Oberfläche liegen, tritt die Blaufärbung deutlich hervor: an Lippen, Nase und Ohren, Fingern und Zehen, Streckseite von Ellbogen- und Kniegelenken usw. Die größeren Venen treten oft als dicke, angeschwollene Stränge hervor. Die Mischung der blassen Grundfarbe und der bläulichen Stauungsfarbe ergibt ein eigenartiges, für derartige Fälle charakteristisches Bild.

Der Gaswechsel in der Lunge, — die Sauerstoffaufnahme und die Kohlensäureabgabe —, ist durch den mit der Stauung zusammenhängenden langsameren Blutstrom behindert und verlangsamt. Die Folge ist Atemnot (Dyspnoe). Durch tiefere Atemzüge und schnellere Atmung wird ein Ausgleich gesucht. Stiegensteigen, heftige Bewegungen, ja oft schon liegende Stellung steigern die Atemnot, den Lufthunger, d. h. das Bedürfnis nach gesteigerter Sauerstoffzufuhr. Solche Kranke richten sich im Bett auf, in sitzende Stellung, weil der Brustkorb und damit die Lungen so freier beweglich sind. Auch reichliche Nahrungszufuhr wird vermieden, denn Füllung des Magens drängt das Zwerchfell nach oben und behindert dadurch wiederum die Entfaltungsmöglichkeit der Lunge. Die Blutüberfüllung der Schleimhäute in Bronchien und kleinen Lungenästen ruft verstärkte Schleimbildung und bronchitische Erscheinungen hervor (Stauungsbronchitis). Ein unangenehmer Reizhusten ist die Folge. Eine oft beobachtete Tatsache ist es, daß Menschen mit Mitralfehlern selten an Lungentuberkulose erkranken; offenbar wirkt die bei der Dekompensation solcher Herzklappenerkrankungen vorhandene Blutüberfüllung der Lunge der Ansiedelung und Ausbreitung der Tuberkuloseerreger entgegen.

Die Blutüberfüllung der Leber führt zu Schwellung und Vergrößerung dieses Organs. Die Stauungsleber macht sich durch Druck- und Völlegefühl im Leib bemerkbar, zuweilen auch durch Schmerzen in der Lebergegend. Die Leber ist deutlich als vergrößertes Organ unter dem rechten Rippenbogen zu fühlen. Auch sie drängt das Zwerchfell in die Höhe und trägt dadurch zur Steigerung der Atemnot bei. Eine Vergrößerung der Milz (Stauungsmilz) ist selten fühlbar.

Die Stauung der Gefäße der Magenschleimhaut bewirkt Mangel an Appetit, das Gefühl des Vollseins und Druckempfindungen schon nach Aufnahme kleiner Nahrungsmengen. Die Ausnützung der Nahrungstoffe im Magen und Darm ist im allgemeinen nicht herabgesetzt, nur die Fettausnützung ist in einem Teil der Fälle geringer als normal.

Ein besonderes Kennzeichen der Stauung im Blutkreislauf ist das Auftreten von Wasseransammlungen im Gewebe unter der Haut (Ödeme) oder in den Körperhöhlen (Hydrops). Durch die gespannten Wände der infolge der Stauung erweiterten Haargefäße tritt wässerige Flüssigkeit in die Umgebung aus; der verlangsamte Blutstrom begünstigt diesen Vorgang. Die Wasseransammlungen (Wassersucht) sind ein sehr häufiges Zeichen einer Dekompensation eines Herzfehlers. Als solche sind sie natürlich niemals leicht zu nehmen. Aber nichts wäre falscher und ungerechtfertigter, als das Auftreten von Wassersucht, wie es häufig geschieht, als „den Anfang vom Ende" zu betrachten. Auch hochgradige Wassersucht kann sich vollkommen zurückbilden, wenn das Herz bei geeignetem Verhalten und zweckmäßiger Behandlung die Stauung im Blutkreislauf überwunden hat. Dann tritt die Flüssigkeit, gewissermaßen mitgerissen von dem schneller strömenden Blut, wieder ins Blut zurück und wird — in ungeheuren großen Harnmengen — von den Nieren nach außen gebracht. Außerdem ist zu bedenken, daß auch Wassersucht — so wenig wie Fieber — eine Krankheit für sich ist, sondern durch verschiedene Ursachen hervorgerufen sein kann. Es kann eine Erkrankung des Herzens die Ursache sein oder des Herzbeutels oder der Nieren oder des Blutes, oder Hungerzustände tragen Schuld daran usw. In allen diesen Fällen ist die Wassersucht verschieden zu bewerten und zu behandeln. Jedenfalls bedeutet das Auftreten von Wassersucht auch in ernsten Krankheitsfällen noch keineswegs einen Hinweis, die Hoffnung auf Genesung fahren zu lassen.

Der Ort der Wasseransammlungen ist bei den einzelnen Formen der Wassersucht verschieden. Während bei Ödemen infolge von Nierenerkrankungen häufig das Gesicht anschwillt (so daß es den Eindruck eines „Vollmondes" erweckt), finden sich die Wasseransammlungen bei Versagen der Herztätigkeit in den tiefer gelegenen Teilen des Körpers, also an den Knöcheln, bei bettlägerigen Kranken auch in der Kreuzgegend. Allmählich werden weiter oben gelegene Teile ergriffen, die Beine, die Genitalien, der Leib, auch Hände und Arme und das Gesicht. Wasseransammlungen in Bauch- und Brusthöhle sind sehr häufig, sie werden oft sehr groß und behindern dann durch ihren Druck die Atmung und die Tätigkeit der einzelnen Organe.

Hand in Hand mit der Zunahme der Wasseransammlungen im Körper infolge der ungenügenden Herzleistung geht eine Herabsetzung der Nierentätigkeit. Den Nieren steht schon rein mechanisch gar nicht genug Flüssigkeit zur Verfügung, um viel Harn abzusondern, weil fast alle in den Geweben abgelagert und festgehalten wird. Je höher der Grad der Dekompensation, der Kreislaufschwäche ist, um so geringer ist die abgesonderte Harnmenge. Gelingt es, die Herztätigkeit wieder zu heben, so ist eine erste Folge das rasche Ansteigen der Harnmenge, die Absonderung einer wahren Harnflut. Man hält es dann kaum für möglich, daß derartige Wassermengen sich wirklich im Körper befunden haben können. In diesem Fall wird die Nierentätigkeit also nicht durch Arzneimittel angeregt, die auf die Nierenabsonderung fördernd einwirken, sondern indirekt durch solche, die die Herzarbeit zu steigern imstande sind.

Alle diese Erscheinungen der Dekompensation, der Unausgeglichenheit, bilden sich sofort zurück, wenn das Herz wieder in der Lage ist, seine Tätigkeit kräftig aufzunehmen. Wenn also ein Hindernis beseitigt ist oder der Herzmuskel selbst durch Ruhe oder durch arzneilichen Einfluß sich wieder gekräftigt hat. Bestimmte Arzneimittel wie Digitalis (ein aus der Fingerhutpflanze gewonnener Stoff) und Strophantes (aus dem Samen einer afrikanischen Schlingpflanze gewonnen) wirken hier ausgezeichnet.

Das Auftreten solcher Erscheinungen kann durch eine Weiterbelastung des Herzens durch hinzukommende andere Krankheiten hervorgerufen werden. Sehr häufig ist das aber nicht der Fall, sondern es wird hier ein Zeichen für den Herzkranken gegeben, daß er sein Herz über die ihm zur Verfügung stehenden Kräfte angestrengt hat, — eine Mahnung, daß er nicht wie ein ganz Gesunder ungestraft einmal über die Schnur hauen darf, und eine Warnung, in Zukunft vorsichtiger zu sein. Nicht wenige Herzfehler, die auf solche Weise unter bewußter Mitarbeit des Patienten richtig behandelt werden, bleiben jahrzehntelang ohne stärkere Störung für ihn.

Formen der Herzerkrankungen.

Umbau und Umstellung des Herzens kommt meist im Gefolge einer chronischen, d. h. lange dauernden Erkrankung zustande. Jede chronische Krankheit hat aber mit einem akuten Stadium begonnen. So wenig wie bei anderen Organerkrankungen muß beim Herzen die akute Erkrankung etwa immer oder meistens in einen chronischen, einen Beharrungszustand übergehen. Akute Erkrankungen des Herzens, ob sie nun an den Klappen sitzen, den Herzmuskel betreffen oder den Herzbeutel in Mitleidenschaft ziehen, können vielmehr restlos und ohne alle weiteren Folgen ausheilen. Die akute Entzündung der Herzklappen oder des Herzmuskels ist Folge oder Teilerscheinung einer allgemeinen Infektionkrankheit. Im Herzmuskel spielen sich dabei oft nicht eigentlich entzündliche Vorgänge ab, wie man sie an anderen Organen

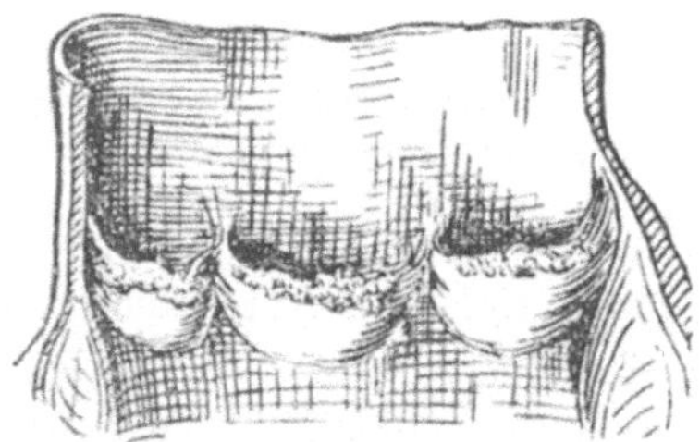

Abb. 18. Entzündungsvorgänge an den Herzklappen. (Nach Kaufmann.)

beobachten kann, sondern er erleidet eine Schwächung durch die Gifte der Krankheitskeime, ohne daß auch im Mikroskop immer Entzündungserscheinungen an ihm festgestellt werden könnten.

Entzündungen an den Herzklappen gehen, wenn sie chronisch werden, in Herzklappenfehler über. Ihre Entstehung haben wir im einzelnen schon kennen gelernt. Sie können an jeder der vier Klappen sitzen und sich entweder in ungenügender Schlußfähigkeit (Insuffizienz) oder Verengerung (Stenose) äußern. Nicht selten ist eine Vereinigung von Insuffizienz und Stenose an ein und derselben geschädigten Klappe, namentlich an der Mitralklappe und der Aortenklappe. Die mechanischen Folgen im Herzumbau richten sich dann nach dem überwiegenden Fehler oder ergeben sich aus der Verbindung der beiden. Im Gegensatz zu diesen durch Krankheit erworbenen Klappenfehler stehen die angeborenen, bei denen es sich um Störungen in der Entwicklung des Herzens handelt. Es können hier die Scheidewände zwischen den einzelnen Herzabteilungen nicht vollkommen ausgebildet sein, die Verhältnisse des embryonalen Lebens können auch nach der Geburt noch zum Teil bestehen bleiben usw. Sehr häufig ist ein langes Leben mit schweren angeborenen Herzfehlern nicht vereinbar, in leichteren Fällen wirken sie indes in gleicher Weise wie die erworbenen Herzfehler und machen jahrzehntelang wenig oder gar keine Störungen.

Das Vorhandensein eines Herzklappenfehlers wird vom Arzt dadurch erkannt, daß beim Horchen am Herzen gewisse Geräusche zu hören sind, von denen am gesunden Herzen in der Regel nichts zu hören ist. Derartige Geräusche entstehen durch Reibungen des Blutstroms an den veränderten Klappen. Es ist richtig, daß derartige Geräusche ein sehr wichtiges Hilfsmittel für die Erkennung einer Herzklappenerkrankung darstellen und daß ihr Schwinden häufig gleichbedeutend mit der Ausheilung des Krankheitsvorganges ist. Anderseits ist die nicht nur in Laienkreisen verbreitete Annahme, ein Geräusch am Herzen bedeute stets einen „Herzfehler", in den Tatsachen nicht begründet. Es können nämlich derartige Geräusche nur vorübergehend auftreten, nach einer Anstregung oder einer sonstigen Änderung in der gewohnten Lebensweise, oder sie können auch lange Zeit vorhanden sein, ohne daß der Betreffende irgendwie krank ist, geschweige denn Anzeichen einer Herzerkrankung jemals im Leben darbietet. Nur im Verein mit anderen Erscheinungen können daher Herzgeräusche, die neben den Herztönen einen hauchenden oder raschelnden Charakter haben, zur Feststellung einer Herzerkrankung benützt werden.

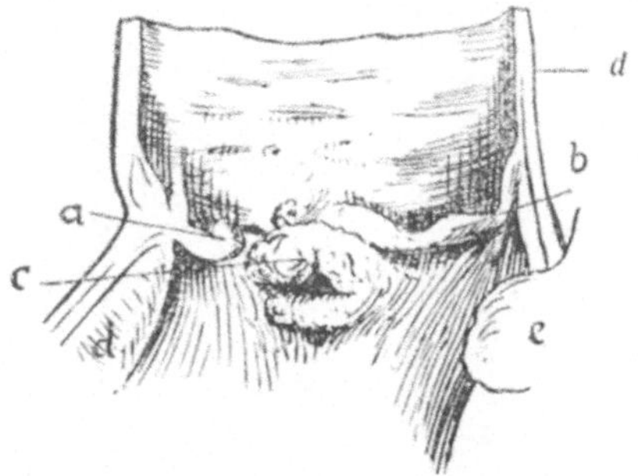

Abb. 19. Entzundungsvorgange an den Herzklappen. (Nach Kaufmann.)

Die Herzklappen a und b sind durch Entzundung und nachfolgende Schrumpfung verkurzt und eingerollt. c = zerfallendes Geschwur. d und e = Begrenzungen der linken Herzkammer. Es ist ohne weiteres ersichtlich, daß derartige Klappen nicht richtig schließen konnen, daß sie also „insuffizient", d. h. ungenugend sind.

Die Schlagfolge und Schlagzahl des Herzens bleibt bei einem Herzklappenfehler regelmäßig. Das ist anders bei einer Erkrankung des Herzmuskels selbst, wie sie im Anschluß an Infektionskrankheiten, im Gefolge von Arteriosklerose usw. vorkommt. Hier bilden Unregelmäßigkeiten der Schlagfolge, eine Beschleunigung oder (seltener) Verlangsamung der Schlagzahl ein hervorstechendes Zeichen. Störungen in der Ausgleichung (Kompensationsstörungen) und andere Zufälle treten hier, wo die eigentliche motorische Kraft selbst geschwächt ist, leichter auf als bei den Klappenfehlern. Die ganze Lebensweise muß daher von vornherein noch vorsichtiger und bedachter sein. Ein Herzmuskel, der dauernd starken Anforderungen ausgesetzt ist, verstärkt sich, hypertrophiert nach einer vorausgegangenen Erweiterung. Der hypertrophische Herzmuskel vermag den an ihn gestellten Anforderungen gerecht zu werden. Bedenklicher ist eine Entartung des Herzmuskels, wie sie bei Einwirkung bestimmter Schädigungen, namentlich von Bakteriengiften, eintreten. Der Herzmuskel verliert dann an Leistungsfähigkeit wie an Zuverlässigkeit einer plötzlich gesteigerten Anstrengung gegenüber und darauf sind die plötzlichen Todesfälle nach manchen Infektionskrankheiten, wie Diphtherie und Scharlach, zurückzuführen. Eine ganz kleine Anstrengung, wie das

Aufstehen des Kranken aus dem Bett, hat in manchen Fällen hier schon zum Stillstand des entarteten Herzmuskels geführt.

Wenn sich Entzündungsherde im Herzmuskel gebildet haben, so entstehen bei der Ausheilung narbige Stellen. Kommt eine solche Narbe gerade an Stellen zu liegen, die für den Zusammenklang der Herzarbeit entscheidend in Betracht kommen, etwa an das Überleitungsbündel von Vorhof zu Kammer, — so verläuft der Ablauf der Herzzusammenziehungen und -ausdehnungen nicht mit der gewohnten automatischen Regelmäßigkeit mehr. Es treten Verschiebungen in der Herzschlagfolge auf. Bei starker Störung im Überleitungsbündel gehen keine Reize mehr von Vorhof zu Kammer über, die Kammern schlagen dann für sich in eigenem Rhythmus. Man nennt ein solches Vorkommnis „Herzblock“, und charakteristisch ist dafür vor allem eine hoch-

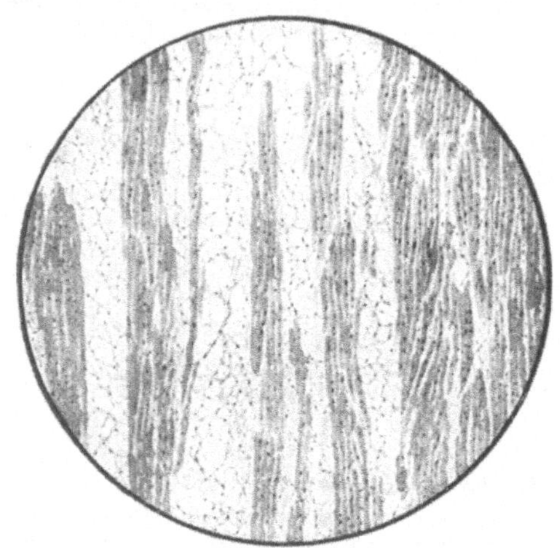

Abb. 20. Fettig entarteter Herzmuskel. Mikroskopisches Bild eines Schnittes durch den Muskel.
Zwischen den (dunklen) Muskelfasern viele (helle) Fettkörnchen. Diese Stellen arbeiten nicht wie das Muskelgewebe.

gradige Verlangsamung der Herzkammertätigkeit (20 und 30 Schläge in der Minute).

Eine Verstärkung der Herzmuskulatur tritt auch auf, wenn eine chronische Nierenerkrankung dauernd erhöhte Herztätigkeit erfordert; in solchen Fällen ist also das Herz, ohne ursprünglich selbst krank gewesen zu sein, vergrößert. Eine besondere Form des vergrößerten Herzens stellt das sogenannte „Bierherz“ dar. Bei Leuten, die übermäßigem Biergenuß huldigen, entwickelt sich zunächst häufig eine allgemeine Fettsucht. Bei der größeren Körpermasse hat das Herz gesteigerte Arbeit zu leisten und diese wird erhöht durch den Zwang zur Bewältigung der oft unglaublich großen Flüssigkeitsmengen, die von solchen Biertrinkern in kurzer Zeit in den Körper eingeführt werden. Die dauernde Alkoholisierung des Herzens wirkt namentlich auf die Muskulatur ungünstig ein, und so versagt ein derartiges Herz leicht und unvermutet, wenn eines Tages höhere Anforderungen an es gestellt werden. Das ist auch der Grund, warum eine Lungenentzündung bei einem Gewohnheitstrinker immer eine bedenkliche Sache ist.

Aber nicht nur Krankheiten, sondern auch andere Anstrengungen, wie die Erregung auf einer Mensur bei einem alkoholgeschwächten Studenten, eine Bergtour, körperliche Anstrengungen, sexuelle Erregung usw., können plötzlich das Versagen eines solchen Herzens herbeiführen. Geeignetes Verhalten vermag hier noch Besserung und Heilung zu bringen, wenn bereits deutliche Anzeichen auf das bevorstehende Ungenügendwerden des alkoholvergifteten Herzens hinweisen.

Viel gefürchtet ist das „Fettherz“, aber nicht recht mit Grund. Gewöhnlich ist darunter nämlich die Fetteinlagerung um das Herz herum bei sehr fetten Personen zu verstehen, aber diese behindert das Herz durchaus nicht in seiner Leistungsfähigkeit. Das Herz ist nur bei fetten Leuten ohnehin angestrengt, weil es infolge der großen Körpermasse einerseits eine größere

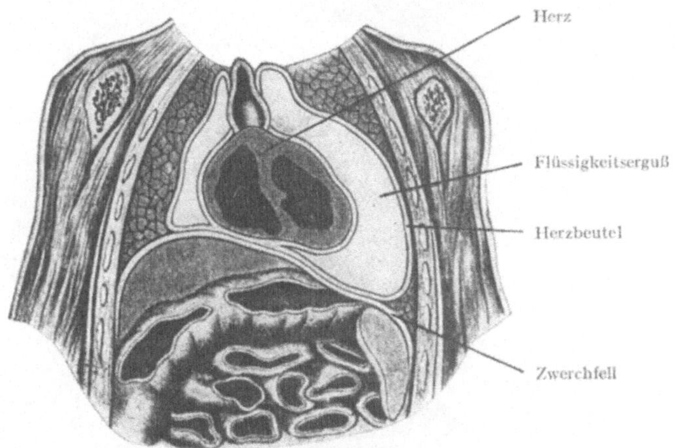

Abb. 21. Entzündlicher Flüssigkeitserguß (Exsudat) im Herzbeutel. In dem Durchschnitt (Frontalschnitt) durch die Brust ist der normalerweise nur spaltformige Raum zwischen Herz und Herzbeutel sehr erweitert und mit Flussigkeit erfullt.

Arbeitsleistung zu bewältigen hat, und weil anderseits seine Bewegungsfähigkeit durch das infolge der Fettmassen in der Bauchhöhle hochgedrängte Zwerchfell etwas eingeschränkt ist. Der Herzmuskel kann dabei vollkommen gesund sein und ist es auch in der Regel. Die fettige Entartung des Herzmuskels, — das ist der Ersatz guten Muskelgewebes durch arbeitsuntüchtiges Fettgewebe — ist keine Folge der Fettleibigkeit, sondern chronisch entzündlicher Vorgänge im Herzmuskel. Sie kann daher ebensogut bei abgemagerten Personen vorkommen wie bei dicken.

Zu den Herzkrankheiten im weiteren Sinn gehören auch Erkrankungen des Herzbeutels, jener bindegeweblichen Hülle, in die das Herz eingebettet ist. Erkrankungen des Herzens greifen nicht selten auf den Herzbeutel über, aber er selbst erkrankt auch unabhängig von einer Herzerkrankung. Bei einer akuten Entzündung sondert die Innenhaut des Herzbeutels reichlich Flüssigkeit ab, — in derselben Weise, wie etwa die entzündete Nasenschleimhaut bei einem Schnupfen entzündliche Flüssigkeit absondert. Der sonst spaltdünne Raum zwischen Herz und Herzbeutel wird jetzt von der Flüssigkeit zum Teil oder ganz ausgefüllt; denn ein unmittelbarer Abfluß wie bei der entzündeten Nase ist nicht möglich. Wenn es sich dabei um größere Mengen von Flüssigkeit handelt, behindert die Ansammlung die Ausdehnungsfähigkeit des Herzens durch ihre Menge. Höchst unangenehme und gefährliche Symptome der Herzunfähigkeit sind die Folge. Sie können dazu zwingen, die Flüssigkeitsansammlung durch Punktion (Einstich mit einem Hohlinstrument) abzulassen. Herzbeutelentzündungen, ob sie mit stärkerer oder wie die „trockenen" Entzündungen mit

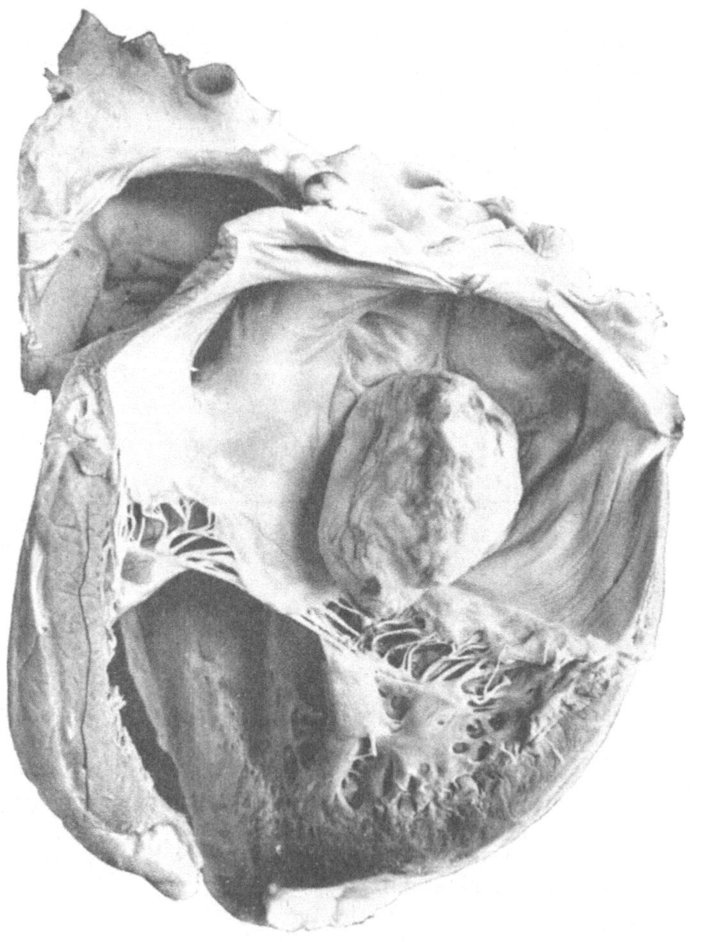

Abb. 22.   Blutgerinnsel (Thrombus) im linken Vorhof.
Es verhinderte einen richtigen Schluß der Mitralklappen, bewirkte also eine Mitralinsuffizienz.

geringer Flüssigkeitserzeugung einhergehen, heilen oft unter Bildung von Narben und bindegeweblichen Verwachsungen zwischen Herz und Herzbeutel ab. Auch dadurch kann die Herztätigkeit rein mechanisch schwer behindert werden. In neuerer Zeit ist es gelungen, mehrere infolge solcher Erkrankung nahezu lebensunfähig gewordene Menschen durch operative Eingriffe (Lösung der Verwachsungen) vollkommen leistungsfähig und lebenstüchtig zu machen. Es ist das natürlich niemals ein leichter Eingriff.

Ein plötzliches Versagen des Herzens, Stillstand, der augenblicklich zum Tode führt, wird als Herzschlag bezeichnet. Wie „mit einem Schlag" hört das Herz zu arbeiten auf — und damit das Leben. Die Ursache liegt entweder im Versagen des insuffizient gewordenen Herzmuskels, oder im plötzlichen Bersten eines (schon vorher erkrankten) Haupternährungsgefäßes des Herzens oder sonst eines großen Gefäßes, oder schließlich in der Verstopfung eine lebenswichtigen Gefäßes durch Embolie. Man versteht darunter das „Hineinschleudern" eines Blutpfropfes. An Stellen des Blutkreislaufes, wo sich Entzündungen abspielen, bilden sich oft Blutgerinnsel in größerer oder geringerer Ausdehnung (Thromben). Es reißt sich im Verlauf des Vorgangs zuweilen ein Stück des Blutgerinnsels los, wird vom Blutstrom mitgeschleppt und bleibt schließlich an einer engeren Stelle des Gefäßsystems stecken. Wenn beispielsweise in einer größeren Vene sich Blutgerinnsel gebildet haben und es wird ein Stück davon abgerissen, so fährt es ins rechte Herz und mit der Lungenschlagader in den Lungenkreislauf; dort bleibt es an einer engeren Stelle stecken. Die Folge ist ungenügende Versorgung der Lunge mit Blut, Unterbrechung des Kreislaufs an einer wichtigen Stelle, „schlagartiges" Einsetzen von Erstickungserscheinungen, die zum Tode führen können. Auch in solchen Fällen spricht man — nicht ganz richtig — von Herzschlag, — wie überhaupt zu erkennen ist, daß der Name im gewöhnlichen Sprachgebrauch ganz verschiedene Begriffe deckt. Oft liegt der Annahme, daß jemand „am Herzschlag gestorben" sei, eine ganz falsche Vorstellung zugrunde, und es handelt sich dabei in Wirklichkeit um eine andere Todesursache.

Verletzungen des Herzens gelten im allgemeinen als tödlich: Verblutung in den Brustraum oder nach außen unterbrechen in kurzer Zeit den Kreislauf. Aber immer wieder kommen Fälle vor, in denen Stich- oder Schußwunden des Herzens nicht zum Tode führen und bei denen sogar durch eine Operation mittels Entfernung der eingedrungenen Schädigung oder Naht des verletzten Herzmuskels Heilung erzielt wird. Beim Eindringen von Fremdkörpern in das Herz, beispielsweise von Geschossen, kommt alles darauf an, ob es dem Körper möglich ist, über die erste Wirkung der Verletzung, die Blutung und den Schock, hinwegzukommen. Ist das gelungen, so entstehen Verwachsungen und Abkapselungen, die weitere Herztätigkeit durchaus ermöglichen, ja sogar nur geringe Beschwerden verursachen. Man hat derartige Fälle in den letztvergangenen Kriegen nicht ganz selten beobachten können, aber auch schon vorher, seit eben durch die Hilfe der Röntgenstrahlen ein näherer Einblick in das Innere der Brustorgane möglich ist. Wenn Operation solcher Fremdkörper infolge der vorhandenen Beschwerden nötig wird, ist durch Röntgenstrahlen der Ort ihres Sitzes im Herzen, nach Tiefe und Seitenlage genau festzustellen. Ein großer Teil derartiger Fremdkörper (Gewehrgeschosse, Granatsplitter, Revolverkugeln) ist aber völlig in seiner Umgebung eingeheilt und ruft dann keine Beschwerden mehr hervor.

7. Das nervöse Herz.

Es ist ein häufiges und charakteristisches Bild.

Jemand fühlt, sein Herz „ist nicht ganz in Ordnung". Er hat oft ein Druckgefühl in der Herzgegend, eine Beklemmungsempfindung. Zu anderen Zeiten spürt er gar nichts davon. Zuweilen, aber selten, das Gefühl von Herzklopfen. Er hat das Gefühl, sein Herz ist nicht so leistungsfähig wie früher, wie bei anderen

Leuten, aber trotzdem ist nicht eine körperliche Anstrengung schuld, wenn so unangenehme Empfindungen auftreten. Er kann eigentlich selbst nicht recht sagen, was ihm am Herzen fehlt. Aber das weiß er sicher, daß es nicht ganz in Ordnung ist. Er merkt eben das Vorhandensein eines Organs, dessen Tätigkeit sich sonst unbeachtet und unbewußt abspielt.

Man rät ihm, einen Arzt aufzusuchen. Er kann sich nicht recht entschließen, denn gerade jetzt ist es wieder gut. Aber einer seelischen Erregung folgen neue Herzbeschwerden, und so geht er schließlich doch zum Arzt. Zum Hausarzt. Der findet — nichts. Das Herz ist gesund, voll leistungsfähig, im Besitz seiner Kräfte, Form des Organs und Ablauf seiner Bewegung sind ungestört. Vielleicht handelt es sich um nervöse Beschwerden.

Der Untersuchte ist erstaunt, aber doch getröstet. Er fühlt sich auch wirklich besser. Am nächsten Tag kommen die Beschwerden wieder. Jetzt ist er erbittert. Was weiß dieser Hausarzt? Er geht zu einem berühmten Herzspezialisten, der jahraus, jahrein Tausende von Herzkranken zu Gesicht bekommt und sicher große Erfahrung in der Beurteilung derartiger Krankheitsfälle erworben hat. Er wird genau untersucht, mit allen Methoden der klinischen Untersuchung, mit Röntgenstrahlen, und mit dem Bescheid entlassen, daß sein Herz vollkommen in Ordnung sei, gesund, voll leistungsfähig, im Besitz seiner Kräfte, Form des Organs usw. — siehe oben!

Er ist erstaunt, aber doch erheblich getröstet. Er fühlt sich auch besser. In der nächsten Woche kommen die Beschwerden wieder. Er ist erbittert. Was wissen diese Ärzte?

Der einzelne Fall, wie er hier erscheint, ist das Abbild eines Typus. Es ist geradezu auffallend, wie viele Leute, deren Herz bei der Untersuchung sich als gesund erweist, glauben, sie seien herzleidend. Damit, daß man von einem „nervösen Herzen" spricht oder auch, einer Ursache nachgehend, vom „Herz eines Nervösen", ist noch nicht viel gesagt und sehr wenig geholfen. Denn das ist ja sicher, daß die Beziehungen zwischen dem Nervensystem und der seelischen Verfassung des Lebenden und dem Herzen ebenso innige wie ungeklärte sind und sich keinesfalls auf die bekannte und nachweisbare Beeinflussung durch den Vagus- und Accelerans-Nerv beschränken. Einem Teil der exakten Forschung gelten derartige Beziehungen als zu vernachlässigen, aus der Erfahrung heraus, daß die sonst üblichen Beweismethoden der anatomischen und physiologischen Untersuchung hier versagen. Durch solche Betrachtungsweise werden sie indes nicht ausgeschaltet. Im übrigen ist es eine falsche Auffassung, daß Einzelheiten des anatomischen Wissens uns, auf welchem Gebiet auch, der Erkenntnis der Lebensvorgänge irgendwie näher brächten. Es verbreitet sich nur das Wissen, und damit rückt auch das Lebensrätsel an irgendeine andere Stelle. Dort sitzt es aber genau in derselben Art und dem gleichen Grad wie vor der Bemühung naturwissenschaftlicher Forschung, — ungelöst, unlösbar. Aus solcher Auffassung schöpft man wenigstens die eine Überzeugung, daß da, wo trotz vorhandener Beschwerden „nichts Krankhaftes nachzuweisen" ist, im Körper Veränderungen vorhanden sind, die nur nicht auf der von der Forschung erreichten verbreiterten Basis liegen, im übrigen freilich nicht rätselhafter und unverständlicher sind als letzten Endes jene Lebensvorgänge, die der Wissenschaft „verständlich" geworden sind.

Jedenfalls ist es ganz falsch, wenn jemand durch nervöse Herzbeschwerden gequält wird, zu sagen: hier sei alles in Ordnung. Gewiß, objektiv mag auch genaueste Untersuchung nichts Krankhaftes, nichts Regelwidriges finden können. Und es ist auch gut und wichtig, wenn dem Hilfesuchenden klar gemacht wird, daß keine organische Herzveränderung besteht, keine nachweisbare krankhafte Veränderung im Herzen mit folgendem Umbau und Umstellung im Arbeitsbetrieb dieses Organs, daß also trotz des Gefühls von „Herzschwäche", — wie die Betroffenen ihre Beschwerden häufig bezeichnen, — ein Schwachwerden des Herzens, gar ein damit in Zusammenhang stehender „Stillstand" niemals zu befürchten ist, daß das Herz funktionstüchtig ist. Dem vernünftig Denkenden wird dadurch ernstliche Sorge behoben, der Glaube an die Zuverlässigkeit seines Herzens in körperlicher Beziehung wieder gefestigt. Aber mit allen derartigen Beweisen werden doch die Anzeichen der nervösen Herzbeschwerden nicht aus der Welt geschafft. Sie sind, nach kürzerer oder längerer Pause, in stärkerem oder geringerem Grade, wieder vorhanden, quälen und beunruhigen. Bei derartigen Beschwerden — wie bei manchen anderen Schmerzen — kommt es zur richtigen Bewertung auf das subjektive Gefühl an, nicht auf die objektiv wahrnehmbaren Veränderungen an Körper und einzelnen Organen. Es muß den Hilfesuchenden mit Recht verbittern, wenn seine Beschwerden nur wegen eines mangelnden objektiven Befundes, wie es zuweilen geschieht, etwas leichthin abgetan werden. Die Aufgabe des Arztes ist es, die Ursachen dieser Beschwerden zu erkennen und im Verein mit dem Hilfesuchenden und mit Hilfe seiner Unterstützung das richtige Verhalten ausfindig zu machen, das die Beschwerden lindert und nach Möglichkeit mit der Zeit ganz zum Verschwinden bringt.

Die Ursachen nervöser Herzbeschwerden (von einem Herz„leiden" wird man gerade in Anbetracht der Ungefährlichkeit nicht reden) liegen in verschiedener Richtung. Genau die gleichen Beschwerden können natürlich auch bei organischen Herzleiden, bei Herzklappenfehlern und Herzmuskelerkrankung vorkommen, und darum ist es wichtig, durch eingehende Untersuchung zunächst einmal das Vorhandensein einer derartigen Krankheitsgrundlage auszuschalten. Sehr häufig erwachsen nervöse Herzbeschwerden auf dem Boden einer allgemeinen Nervosität, Neurasthenie oder wie man diesen Zustand mehr oder minder genau benennen und definieren mag. Hier bildet das Auftreten nervöser Herzbeschwerden nur ein Anzeichen unter eine Anzahl gleichgerichteter; bei manchen Personen tritt dieses Symptom der grundsätzlichen nervösen Umstimmung des Organismus mehr in den Vordergrund, bei manchen irgend eine anderes. Kleine Änderungen im Verhalten der Gefäße und des Herzens, die bei nervenkräftigen Menschen spurlos verlaufen und nicht zum Bewußtsein dringen, werden bei nervenempfindlichen Leuten wahrgenommen und als Störung registriert. Länger anhaltende oder tiefer gehende seelische und nervöse Erregung, die auf die allgemeine Nervosität ungünstig einwirken, pflegen auch die auf solcher Grundlage beruhenden Herzbeschwerden stärker in Erscheinung treten zu lassen.

Infolgedessen sind es auch verschiedene Ursachen, die auf solcher Grundlage auf die Herzbeschwerden auslösend einwirken. Die berühmte und berüchtigte „Hast" des Großstädters ist hier in erster Linie mit zu nennen. Das ruhelose Hasten und Jagen, bei ungenügender oder ungeeigneter Nahrungsaufnahme, muß auch einen nervenkräftigen Körper auf die Dauer herunterbringen. Je schlechter aber der allgemeine Ernährungszustand ist, um so heftiger kommen Organbeschwerden zum Bewußtsein. Verkehrt ist es, den Schädlichkeiten eines solchen unruhigen Lebens durch übermäßige körperliche Bewegung begegnen zu wollen. Sport treiben ist gut; aber wenn ein nervöser Mensch sein Heil darin erblickt, in übertriebener sportlicher Betätigung seinen Körper ins Gesunde umzustellen, so wird er rasch Schiffbruch leiden, und namentlich die Herzbeschwerden sich verstärken statt vermindern. Auch hier will bedacht und mit Maß vorgegangen sein. Sich steigernde nervöse Herzbeschwerden sind ferner sehr häufig die Folge von sexuellen Ausschreitungen, die ja in verschiedener Richtung möglich sind.

Auffallend häufig hängt Steigerung nervöser Herzbeschwerden mit dem Einfluß seelischer Erlebnisse zusammen. Die Beschwerden treten beispielsweise dann auf, wenn eine besondere Aufgabe zu lösen ist. Der Examenskandidat kann in der Nacht vor dem kritischen Ereignis nicht schlafen, so beklemmt ist sein Herz. Im Examen selbst glaubt er, daß sein Herzklopfen die Worte der Lehrer übertönen müsse. Die Herzbeklemmungen des schüchternen Liebhabers beim Freien bilden geradezu den niemals fehlenden Bestandteil einer Bühnendarstellung dieser objektiv wirksamen, subjektiv in Wirklichkeit sicher nicht angenehmen Rolle. Der Mann, der sich in kurzem einem gefährlichen Wagnis unterziehen muß, der Unternehmer, der sich in aufregende Börsenspekulationen eingelassen hat, die Frau, der eine Niederkunft bevorsteht, das Kind, das ein schlechtes Schulzeugnis zu Hause vorweisen muß, — sie alle haben Herzklopfen und Beklemmungszustände am Herzen nur bei dem Gedanken an das bevorstehende unangenehme Ereignis. Nervöse Naturen werden davon stärker ergriffen als nervenstarke oder gleichgültige. Niemand wird in solchen Fällen ernstlich von einem Herz„leiden“ sprechen, und zwar deshalb, weil sie eben der Ausdruck einer einmaligen nervösen Erregung sind. Trotz der Herzempfindungen, trotz des vielleicht veränderten Pulses ist das Herz vollkommen gesund und leistungsfähig.

An ein nervöses Herz„leiden“, an ein Herz„leiden“ überhaupt, wird dagegen dann gedacht, wenn sich derartige Vorkommnisse häufen, wenn sie sich nicht auf einmalige stärker hervortretende seelische Beanspruchung beschränken, sondern bei geringfügigen, eigentlich gleichgültigen Geschehnissen schon auftreten. Oder die Änderung in der Umgebung, die die seelische Umstimmung und die unangenehme Einwirkung auf das Herz hervorruft, kann so geringfügig sein, daß sie gar nicht richtig zum Bewußtsein kommt, sondern lediglich infolge einer allgemeinen gemütlichen Beeinflussung zu wirken beginnt. Jedenfalls ist klar zu erkennen, daß es sich gegenüber den Vorfällen bei Examen, Liebe usw. bei den Beschwerden eines sogenannten nervösen Herzens lediglich um Unterschiede im Grad handelt, nicht um solche in der Art der Herzbeschwerden hervorrufenden Ursache. In beiden Fällen ist das Herz als solches in Ordnung. Im ersten Fall ist nur ein stärkerer Reiz zur Erzeugung unangenehmer Empfindungen in Herzgegend und Herzbereich notwendig, im zweiten Falle genügt dazu schon ein leichterer Reiz, — wie er eben auf ein „nicht nervöses“ Herz noch nicht einzuwirken imstande ist.

Manche Störungen, gleichfalls nervöser Art, sind auf ein bestimmtes organisches Grundleiden zurückzuführen, so die Herzbeschwerden, die Pulsbeschleunigung, die Änderung im Verhalten der Gefäße bei der mit einer Vergrößerung der Schilddrüse einhergehenden Basedowschen Krankheit. Von derartigen faßbaren Ursachen soll später noch die Rede sein. Sie gehören nicht zu dem, was man in engerem Sinn „nervöses Herz“ nennt. Der Einfluß von Alkohol, Nikotin, Koffein, der nervöse Beschwerden entscheidend beeinflußt, mag hier gleichfalls zunächst außer Betracht bleiben.

Die ärztliche Untersuchung des nervösen Herzens kann also weder eine Formveränderung (Vergrößerung) des Herzens feststellen noch irgendwelche Geräusche. Der Puls ist regelmäßig. Häufig ist er während der Beschwerden etwas beschleunigt, zuweilen verlangsamt. Nicht selten ergibt sich als charakteristischer Befund, daß die kleinen, unbedeutenden Ärgernisse des täglichen Lebens den Puls beschleunigen, während tiefergehende Sorgen und Bekümmernisse bei dem gleichen Menschen eine Pulsverlangsamung hervorrufen. Letztere wird dann ganz besonders unangenehm empfunden. Sie läßt sich aber zur Überraschung des Patienten oft von der körperlichen Seite aus günstig beeinflussen, durch ein kleines anregendes Mittel, einen Trunk starken Tees, einen Schluck Cognac usw.

Während einer solchen Herzbeklemmung ist das allgemeine Aussehen zuweilen blaß, ja verfallen. In der Regel allerdings wird das Aussehen und das sonstige Befinden nicht beeinflußt. Man findet derartige Patienten oft, wie sie ständig den Puls kontrollieren oder mit der aufgelegten Hand den Schlag des Herzens verfolgen. Wenn es auch für die Patienten gut und notwendig ist, über die Einzelheiten ihres wechselvollen Befindens immer genau Bescheid zu wissen, so kommen sie doch leichter darüber hinweg, wenn Ablenkung nicht ständig die Erwartung, das Auftreten oder das Abklingen von Herzbeschwerden in den Mittelpunkt ihres Seins und Denkens stellen läßt. Erziehung des Willens ist hier ein wichtiges Mittel zur Linderung und Verringerung der Beschwerden. Vor allem müssen derartige besorgte Patienten auch wissen, daß der Puls abends oftmals schneller schlägt als am Morgen, daß er bei der Ein- und Ausatmung etwas schwankt, schneller und langsamer wird, denn sonst erschrecken sie bei der Wahrnehmung von Dingen, die durchaus in der Breite des Normalen liegen. Sie müssen auch wissen, daß der Einfluß der Witterung auf das Herz bei nervösen Herzen stärker zur Geltung kommt wie ja auch bei anderen Organen nervenempfindlicher Menschen. Das Auftreten von Föhnwind z. B. kann nervöse Herzbeschwerden aufs unangenehmste steigern. Mit seinem Verschwinden entweichen auch die Beschwerden, um dann häufig gerade einem großen Gesundheitsgefühl Platz zu machen. Derartige Dinge muß man wissen; man kann sich dann erklären, warum zu bestimmten Zeiten — nämlich wenn der Föhn weht — die Beschwerden plötzlich ohne näher erkennbare Veranlassung gesteigert sind. Man wird dann auch leichter über sie hinwegkommen, denn der Gedanke, daß sie spätestens mit der Änderung des Windes wieder verschwinden, läßt sie geduldiger ertragen.

Die Beschwerden des nervösen Herzens beschränken sich zuweilen nicht auf das Herz, sondern greifen auf weitere Teile des Blutgefäßsystems über. Veränderungen in der Zusammenziehung der Arterien bewirken das Gefühl von Blutandrang zum Kopf, von Flimmern vor den Augen, Schwindel, fliegender Hitze, umgekehrt von Blutleere im Kopf und Blutüberfüllung des Leibes. Das Klopfen der Arterien wird an gewissen Stellen vernommen und als höchst lästige Erscheinung beurteilt: in der Aorta, an Hals und Schläfe, im Ohr, in der Achselhöhle, in den Fingern, im Augenlid. Die Erscheinung tritt bald nach dem Essen auf, bald im Liegen oder beim Liegen auf einer Seite, nach einer Anstrengung des Gliedes, in dem das Klopfen zu verspüren ist usw. Auch hier handelt es sich durchwegs um nervöse Erscheinungen, die nicht einmal mit einer feststellbaren Änderung im Verhalten des Pulses einhergehen. Wenn Verengerungen der Gefäße eintreten, kommt es zu Kältegefühl in Händen und Füßen, sie erscheinen ohne Empfindung und „wie abgestorben", — ein Zustand, der oft die Ursache dafür bildet, daß die Füße im Bett „nicht warm werden können", und der das Einschlafen lange Zeit erschweren kann.

Die Behandlung der Beschwerden, wie sie vom nervösen Herzen ausgehen, muß die allgemeine nervöse Veranlassung zu beheben suchen, sei es durch Stärkung des Nervenzustandes, sei es durch Ausschaltung der jeweils erregenden oder auslösenden Ursache. Je nachdem können hier Regelung der Diät, Verordnung einer ruhigeren Lebensweise, Einschaltung von absoluten Ruhezeiten, gymnastische Übungen, Sorge für hinreichenden Schlaf, Ausspannung aus dem Berufsleben, Erholungsreisen, Badekuren usw. vorteilhaft wirken. Manche Kranke bekommen auch mit der Zeit gewisse Kunstgriffe heraus, eine bestimmte Lage, Tiefatmen, geistige Ablenkung, Vielessen oder Nichtessen usw., die ihnen über das Auftreten nervöser Herzbeschwerden hinweghelfen. In vieler Hinsicht handelt es sich bei der Heilbeeinflussung der Beschwerden um nichts anderes als ein Problem der Selbstbeobachtung und der Willenserziehung.

Auch für den Arzt ist das wichtigste Bestreben, die Lebensfreude und das Vertrauen zu dem eigenen Körper in dem Hilfesuchenden wieder zu wecken. Das gelingt am allerwenigsten durch Verneinung von Tatsachen, die nicht wegzudisputieren sind. Es entsteht sonst leicht das Gefühl des Mißtrauens, weniger in die Kenntnisse des Arztes als das Mißtrauen, daß der Arzt etwas verheimlichen, einen schweren Krankheitszustand leichter darstellen will als er in Wirklichkeit ist. Die Beschwerden müssen in den Rang und die Wichtigkeit, die ihnen zukommen, eingeordnet werden. Dann lassen sich Übertreibungen in der Auffassung vermeiden, und es läßt sich eine richtige Lebensführung ausfindig machen, die den Beschwerden abzuhelfen vermag. Darum wirkt auch die ärztliche Untersuchung fast immer in derartigen Fällen günstig. Denn die Erkenntnis des Arztes, daß keine objektiven Herzveränderungen vorliegen, daß die Beschwerden rein auf nervöser Grundlage beruhen, vermag diese Beschwerden allein noch nicht zu bannen, wohl aber nimmt sie dem verständigen Patienten wenigstens das beunruhigende Gefühl der Unsicherheit und des quälenden Zweifels.

8. Kranke Blutgefäße.

Arteriosklerose.

Zuerst von allen Gefäßveränderungen ist die Arteriosklerose, die Verhärtung der Schlagadern, zu nennen. Denn sie ist infolge ihrer Häufigkeit von großer praktischer Bedeutung. Ein ungefähres Wissen von der Arteriosklerose herrscht in vielen Köpfen und hat dort ganz ungerechtfertigterweise einen Zustand des Grauens und der Angst hervorgerufen, der sich bemerkbar macht, wenn nur der Name fällt.

In Wirklichkeit handelt es sich bei der Arteriosklerose um eine normale Alterserscheinung. Der Mensch, der alt wird, verliert allmählich die Elastizität und Spannkraft zahlreicher Organe. Das Kind, das auf die Erde fällt, trägt keinen Schaden davon, denn seine Knochen vermögen sich dem Stoß und der Erschütterung elastisch anzupassen; die starren Knochen des Greises brechen in der gleichen Lage. Das Haar des Jünglings wächst in gleicher Bräune wieder nach; das Haar des Gealterten verliert den Reichtum an Pigment, an Farbstoff: grau und weißlich strebt es aus der Kopfhaut heraus. Ebenso ist die Arteriosklerose zunächst eine Folge der Abnützung der Gefäße, ein Anzeichen des Alterns, — aber kein Zeichen des Krankseins. Nur da, wo die Folgen der Gefäßumbildung über die normalen Veränderungen hinausgehen, wo hochgradige arteriosklerotische Umbauten vor sich gegangen sind, kann man von einer Krankheit reden.

Die Übersetzung entbehrlicher Fremdwörter ist an und für sich gut. Nur muß sie richtig sein. Der Gebrauch des Wortes „Aderverkalkung" als Ersatz für Arteriosklerose ist absolut nicht zulässig. Arteriosklerose heißt „Schlagaderverhärtung", und eine „Verkalkung" muß nicht eintreten, sondern kann ein späteres Stadium der Arteriosklerose begleiten. Im Lauf der Zeit, namentlich wenn bestimmte Schädlichkeiten auf sie einwirken, nützen sich die elastischen Fasern und die Muskelfasern der Gefäßwände etwas ab, sie wandeln sich in gewöhnliches Bindegewebe um. Die Folge ist, daß solche Gefäße nicht wie vorher bei jeder Blutwelle sich elastisch ausdehnen und zusammenziehen, sondern allmählich als starres, verhärtetes Rohr lediglich zum Durchpassieren des Blutes dienen. Die aktive Mitarbeit bei der Blutvorwärtsbewegung fällt weg, was bei großer Ausdehnung der Arteriosklerose eine fühlbare Belastung der Herzarbeit bedeutet. Die Bindegewebsvermehrung in der Gefäßwand macht die Arterien länger und gibt ihnen eine geschlängelte Form, weil eben die die Schlängelung sonst ausgleichenden elastischen und Muskelfasern fehlen. Verengerung der Gefäße durch die Bindegewebsbildung erschwert gleichfalls die Arbeit des Herzens. An den Schläfen mancher, auch jugendlicher Personen, sieht man oft geschlängelte Gefäße deutlich heraustreten, namentlich bei größeren Anstrengungen. Es ist nicht berechtigt, daraus auf das Vorhandensein ausgedehnter arteriosklerotischer Veränderungen im Innern des Körpers, etwa im Gehirn, zu schließen. Und doch wird gerade von Laien ein derartiger Schluß häufig fälschlicherweise gezogen.

Wirken Schädigungen weiter ein, die zur Arteriosklerose führen, so tritt an manchen Stellen der Gefäßwand späterhin ein breiiger Zerfall ein. An solchen Stellen ist die Widerstandskraft der Gefäßwand herabgesetzt, und es könnte beim Anprall einer stärkeren Blutwelle zu einer Zerreißung der Gefäßwand an der betreffenden Stelle kommen. Hier hilft sich der Körper, indem er derartige Stellen durch Einlagerung eines festen Stoffes verstärkt, indem er Kalksalze hier ablagert. Die vielberüchtigte Kalkeinlagerung in den Gefäßen ist also durchaus als eine Schutzmaßnahme des Körpers aufzufassen. Kalk steht dem Körper immer für derartige Bedarfsfälle zur Verfügung. Es sind ja dazu nur geringe Mengen notwendig, wie sie in der Nahrung, namentlich in Fleisch und Gemüsen, im Trinkwasser (in kalkreichen Gegenden) stets enthalten sind. Bei stärkeren Gefäßwandschädigungen können sich auch ziemlich starke Kalkeinlagerungen bilden.

Die Arteriosklerose ist also eigentlich eine Abnützungserscheinung, nicht eine Alterserscheinung. In der Regel freilich wird mit zunehmendem Alter auch ein höherer Grad der Abnützung zu verzeichnen sein. Da wo aber von vornherein eine geringere Widerstandsfähigkeit der Gefäße besteht (die Arteriosklerose ist häufig familiär und erblich), oder wo starke Schädlichkeiten einwirken, da kann der merkliche Grad der Abnützung schon in jungen Jahren eintreten. So ist es zu deuten, daß arteriosklerotische Veränderungen zwar meistens erst in höheren Jahrzehnten eintreten, aber auch schon bei jungen Menschen sehr ausgeprägt werden können. Die größere Gefährdung durch einwirkende Schädlichkeiten ist wohl auch die Ursache, warum Männer häufiger mit Arteriosklerose behaftet sind als Frauen.

Die Ursachen der Arteriosklerose sind außer in erhöhter Disposition durch Erblichkeit in verschiedenen Umständen zu suchen. Die normale Arteriosklerose ist auf die normale Abnützung und Belastung der Gefäßwände durch den unaufhörlichen Anprall und Weitergleiten des Blutstromes zurückzuführen, auf die Schwächung durch verschiedene im Stoffwechsel gebildete, auf die Dauer giftig wirkende Stoffe. Verstärkt und beschleunigt wird die Arteriosklerose erfahrungsgemäß durch übermäßige körperliche Arbeit wie durch übermäßige geistige Tätigkeit. Von den einzelnen Gefäßgebieten werden dabei vor allem jene ergriffen, die der betreffenden Schädlichkeit hauptsächlich ausgesetzt sind, also bei körperlicher Arbeit Arme und Beine, bei geistiger das Gehirn. Allzu reichliche Nahrungsaufnahme, zumal in Verbindung mit chronischem Alkoholismus, sitzender Lebensweise und Mangel an körperlicher Bewegung, belasten das Gefäßsystem gleichfalls in einer Weise, die starke Abnützung und damit Arteriosklerose hervorruft. Die Veränderungen finden sich oft auch in Zusammenhang mit Gicht, Zuckerkrankheit (Diabetes mellitus), Fettsucht, zum Teil als Zeichen einer gemeinsam zugrundeliegenden Krankheitsveranlagung, zum Teil als Folge der im Verlauf dieser Krankheiten auftretenden Gefäßwandschädigung durch die dabei gebildeten schädlichen Stoffe. Mißbrauch von Nikotin, Kaffee und Tee führt ebenso zu stärkerer Arteriosklerosebildung wie der bereits erwähnte Mißbrauch von Alkohol. Nach Genuß von Alkohol geht ein großer Teil des Alkohols unmittelbar in die Blutbahn über, er ist dort viele Stunden chemisch nachzuweisen und übt daher nicht nur mechanisch (durch die mit der Alkoholaufnahme gewöhnlich verbundene erhöhte Flüssigkeitszufuhr), sondern auch chemisch eine schädigende Wirkung auf die Arterienwand aus. Syphilis ruft an den Arterien Veränderungen hervor, die gleichfalls das Zustandekommen einer Arteriosklerose schon in jugendlichen Jahren begünstigen, auch anderen Infektionskrankheiten werden derartige Einflüsse zugeschrieben. Auffallend, aber zweifellos ist der starke Einfluß dauernder nervöser und seelischer Erregungen, von Sorge und Kummer auf die Bildung der Arteriosklerose, namentlich auch an den Kranzgefäßen des Herzens. Gerade dieser letzte Punkt, daß nämlich jene Gefäße, die das Herz zu ernähren haben, hier vor allem betroffen werden, weist auch auf die schon mehrfach erwähnte Tatsache hin, daß zwischen Herz und Gemütsleben in der Tat so innige Bindungen bestehen müssen, wie sie der Volksmund und der Dichter längst als gegeben annimmt und nur die wissenschaftliche Forschung in ihren Zusammenhang noch nicht klar erfaßt hat. Denn irgend eine verständliche Erklärung, warum seelische Bedrängnis gerade die Kranzgefäße des Herzens zu verstärkter und verfrühter Erkrankung bringen kann, läßt sich vorläufig nicht geben.

Die Anzeichen der Arteriosklerose äußern sich verschieden, je nach der Stelle des Gefäßgebietes, an der die Veränderungen hauptsächlich sitzen. In Operetten und Schwänken begegnet man häufig zwei Typen von Arteriosklerotikern, die auf die Zuschauer angeblich eine komische Wirkung ausüben sollen. Es sind gewöhnlich Grafen oder Barone, womit angedeutet wird, daß durch das Ineinanderheiraten solcher adeliger Familien und die dadurch bewirkte Inzucht das Auftreten von Erkrankungen degenerativer Natur, also von vererblicher Arteriosklerose wahrscheinlich ist. Der eine Typus ist da der Gehirnarteriosklerotiker, dessen Gedächtnis sehr gelitten hat, der immer alles vergißt und verwechselt und der mit einem sehr geringen Wortvorrat auskommen muß, der auch dazwischen vor Müdigkeit immer einschläft. Der andere Typus kann nicht richtig gehen, knickt bei jedem Schritt zusammen und weist damit auf arteriosklerotische Veränderungen in den Beingefäßen hin, — freilich in sinniger Weise auch auf eine vorhandene Rückenmarkschwindsucht. Derartige Typen greifen einzelne Anzeichen wie die Gedächtnisschwäche des Gehirnarteriosklerotikers, seine Behinderung in anstrengender logischer Denkarbeit auf, vergröbern sie ins Unleidliche und sind dadurch, wie durch das ständige Gerede über den „verfluchten Kalk" zu einer Hauptursache der Furcht vor der Arteriosklerose geworden. Denn der Einfluß derartiger ständig wiederkehrender Schwankfiguren auf allgemeine Vorstellungen ist keineswegs zu unterschätzen.

Das Aussehen der Arteriosklerotiker ist oft blaß, aber auch ein rotes Gesicht spricht nicht gegen das Vorhandensein von Gefäßveränderungen. Die Rückwirkung auf das Herz ist teils der allgemeinen Verengerung und Teilnahmslosigkeit des Gefäßsystems zuzuschreiben, teils einer speziellen Erkrankung der Kranz- und der Nierengefäße, teils einer Erkrankung der Klappen. Die Aortenklappe und die Mitralklappe werden von arteriosklerotischen Veränderungen ergriffen; hier liegt oft die Ursache eines sich plötzlich bemerkbar machenden Herzfehlers in höheren Jahren, über dessen Entstehung sonst nichts zu ergründen ist. Verengerungen und Erkrankungen der Nierengefäße lassen den Blutdruck beträchtlich ansteigen, belasten damit die Herzarbeit. Vergrößerung des Herzens ist die Folge, Verstärkung seiner Muskelwandung. Die Sklerose der Kranzarterien bewirkt schlechtere Ernährung des Herzmuskels, Anfälle von hochgradiger, schmerzhafter Herzbeklemmung („Angina pectoris"), verbunden mit hochgradiger Pulsbeschleunigung, zuweilen auch mit starker Pulsverlangsamung; es sind das bedenkliche Stadien einer vorgeschrittenen Arteriosklerose.

Starke Arteriosklerose der Gefäße an den Außengliedern kann deren Beweglichkeit herabsetzen. Sie ist beispielsweise die Ursache einer anfallsweise auftretenden Unmöglichkeit, das Bein richtig zu gebrauchen (sogenanntes intermittierendes Hinken). Sklerose der Arterien des Pankreas, der Bauchspeicheldrüse kann Veranlassung zur Ausbildung von Zuckerkrankheit werden.

Zerreißungen der Gefäße sind Ursachen von Blutungen ins umgebende Gewebe, die beispielsweise im Gehirn eingreifendere Folgen nach sich ziehen und durch den Ausfall einzelner Gehirnpartien Lähmungen bedingen („Schlaganfall"). Ebenso kann die Verstopfung einzelner erkrankter Gefäßstellen durch Auflagerung von Blutgerinnseln und Ausfüllung der Gefäßbahn (Thrombusbildung) zu ähnlichen Erscheinungen, zum Absterben eines Gliedes führen. Von den Folgen der Losreißung eines Teiles eines solchen Blutgerinnsels in der Blutbahn und der Verschleppung an eine engere Stelle, wo die Blutzirkulation dann unterbrochen wird (Embolie), war bereits die Rede.

Nur der weitaus kleinere Teil der Arteriosklerose führt aber, das darf man nie vergessen, zu solch schweren Krankheitserscheinungen. Eine Furcht davor ist daher nicht begründet. Sie vergällt nur das Leben. Man wird natürlich — nicht nur der Arteriosklerose wegen, sondern überhaupt zur Erhaltung der Gesundheit — Unmäßigkeit vermeiden und auch sonst die vermeidbaren Ursachen der Arteriosklerose nach Möglichkeit auszuschalten suchen Älterwerden läßt sich aber nicht vermeiden und damit sind Änderungen im Bau und Verhalten der Gefäße nicht hintanzuhalten. Man muß sich nach ihnen richten und darf nicht als Sechziger das Leben eines Zwanzigjährigen führen wollen. Folgt man dieser selbstverständlichen Regel, dann wird ein großer Teil der arteriosklerotischen Veränderungen keinerlei Beschwerden verursachen.

Andere Arterienerkrankungen.

Akute Entzündungen der Arterien kommen ebensogut und ebenso häufig vor wie akute Entzündungen anderer Organe, insbesondere des Herzens. Wie diese sind auch sie meistens eine Folge von allgemeinen infektiösen Erkrankungen. Mit ihrem Schwinden bilden sie sich meistens wieder zurück, sie können aber auch in ein chronisches Stadium übergehen.

Wo eine dauernde Schädigung der Arterienwand bestehen bleibt, da kann es unter Umständen zum Auftreten einer besonderen Eigenschaft kommen: nämlich zur Ausbildung einer Arterienausbuchtung, eines Aneurysmas. Bevorzugt wird von dieser immerhin seltenen Erkrankung die Aorta, doch sind auch andere Arterien, so im Gehirn, davon betroffen. Das Aortenaneurysma sitzt meist am aufsteigenden Teil der Aorta oder am Aortenbogen. Die Erweiterung kann spindelförmige oder sackförmige Gestalt annehmen. Unter dem anprallenden Blutstrom, der die Erweiterung an einer erkrankten Stelle der Gefäßwand bewirkt hat, bilden sich auch hier Blutgerinnsel an der Innenwand. Sie füllen die Gefäßlichtung zum Teil aus und verstärken so die infolge der Dehnung dünner gewordene Arterienwand, erhöhen ihre Widerstandsfähigkeit.

Die Ursache eines Aneurysmas der Aorta ist meistens Arteriosklerose oder Syphilis. Das Auftreten überwiegt bei Männern bedeutend. Die gewöhnliche Zeit seiner Entwicklung ist zwischen dem 40. und 60. Lebensjahr. Wenn es beim Wachsen auf Nervenäste in ihrer Umgebung drückt, so kommt es zu heftigen Schmerzen, die namentlich in Schultern und Arme ausstrahlen. Es kann auch auf den in der Nähe des Aortenbogens ziehenden Stimmbandnerven drücken und dann Lähmung eines Stimmbandes, damit Heiserkeit hervorrufen. Manche Aortenaneurysmen erreichen eine bedeutende Größe und verursachen dann durch Druck auf Lunge, Luftröhre und Speiseröhre Atem- oder Schluckbeschwerden. Unter geeigneter Behandlung kann sich ein Aneurysma beträchtlich zurückbilden (wie sich am Röntgenbild verfolgen läßt) oder wenigstens durch Festigung seiner Wandungen zum Stillstand kommen. Auch damit ist schon viel erreicht. Niemals ist das Aneurysma als eine leichte Erkrankung aufzufassen. Lebensweise und Verhalten des Patienten müssen dauernd auf sein Vorhandensein Rücksicht nehmen. Stärkere körperliche Anstrengung ist unbedingt zu vermeiden; eine plötzliche Überlastung könnte zum Bersten des Aneurysmas, damit zu rascher innerlicher Verblutung führen. Auch geistige Überanstrengung und gemütliche Erregung wirken höchst schädlich. Steigerung des Blutdrucks durch übermäßige Flüssigkeits- oder Nahrungszufuhr ist ungünstig. Eine geregelte Darmtätigkeit ist anzustreben, gegebenenfalls durch geeignete Mittel zu unterstützen. Alkoholhaltige Getränke, starker Kaffee und Tee erweisen sich als ungünstig, auch allzu eiweißhaltige Mahlzeiten sollen durch Genuß von Mehlspeisen, Gemüsen, Früchten, Milch usw. ersetzt werden. Kräftige, hinreichende Ernährung des Kranken ist aber erstes Erfordernis, nur muß sie in richtiger Auswahl und richtiger Einzelmenge erfolgen. Auch hier sind mehr kleinere Mahlzeiten einzelnen großen vorzuziehen. Wo eine Syphilis die Grundlage der Aneurysmaentstehung bildet, vermag rechtzeitige und ausgiebige antisyphilitische Behandlung Gutes zu wirken.

Venenerkrankungen.

Bei den Venen führt eine akute Entzündung zu viel rascher sichtbaren Folgen als bei den Arterien. Die Entzündung greift meistens von der Umgebung her auf die Venenwand über, von einer eitrigen Wunde, einem Abszeß usw. Vereitert die entzündete Vene selbst, so kann sie der Ausgangspunkt einer allgemeinen Blutvergiftung (Sepsis) werden. Venenentzündungen sind deshalb von Anfang an, auch bei geringen Anzeichen, mit Vorsicht zu behandeln. Das ist nicht immer so einfach, denn sie heilen oft recht langsam und stellen daher an die Geduld des Patienten hohe Anforderungen.

Bei Venenentzündung ist nicht das Gefäß selbst, sondern die ganze Umgebung stark druckempfindlich. Es kommt infolge Austretens von Flüssig-

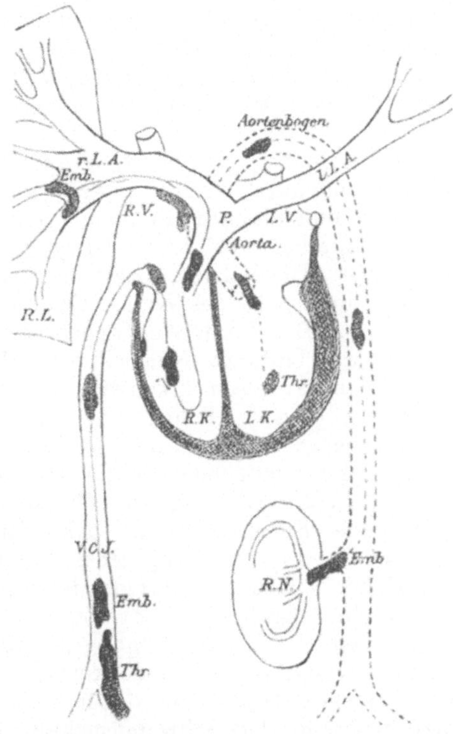

Abb. 23. Verschleppung von Blutgerinnseln (Embolie) in der Blutbahn (schematisch).
Von einem Blutgerinnsel (Thrombus. Thr.) in der unteren Hohlvene (Vena cava inferior, V. c. I.) reißt sich ein Stuck (Embolus, Emb.) los. Das Stuck gelangt mit dem Blutstrom in die rechte Kammer (R. K.), von dort mit der Lungenschlagader (Art. pulmonalis, P.) in die rechte Lungenarterie (r. L. A.). An einer Teilungsstelle, wo die Gefaße also kleiner werden, wird das Stuck als „reitender Embolus" festgehalten. Von einem Thrombus (Thr.) der linken Kammer (l. K.) gelangt ein Stück in die Aorta und weiterhin in die rechte Nierenarterie (R. N.), wo es als Embolus (Emb.) stecken bleibt. Erkrankungen in der Lunge bzw. der Niere sind die Folge.

keit ins Gewebe zur Bildung von Ödemen. Fieber zeigt den Einfluß der Venenentzündung auf den ganzen Körper an. Die erkrankte Veneninnenwand veranlaßt das Blut zur Bildung von Niederschlägen, Thromben. Vereitern sie, so bedeuten die losgerissenen Stücke (Emboli) eine große Gefahr; denn sie verursachen unmittelbar das Auftreten von Eiterherden in allen Organen, in denen sie sich festsetzen.

Das Verhalten des Kranken bei Venenentzündung muß von vornherein auf diese Gefahrmöglichkeiten Rücksicht nehmen. Ruhe, Hochlagerung des betreffenden Gliedes sollen das Losreißen von Blutgerinnseln hintanhalten. Geduld und Ruhe bedeuten hier aber etwas ganz besonders Eingreifendes; denn es können Wochen und Monate darüber hinweggehen, bis das Fieber und die örtlichen Beschwerden ganz geschwunden sind, und weitere Monate, bis man an einen Rückfall der Krankheit nicht mehr zu denken braucht. Darauf muß man sich, so schwer es fallen mag, von vornherein einstellen. Durch Massage und ähnliche Kunstgriffe, die der „Beschleunigung" der Ausheilung dienen sollen, wird man in derartigen Fällen nur Schaden anrichten: sie befördern das Losreißen von Blutgerinnseln und sind darum unbedingt zu unterlassen. Auch feuchte Umschläge, die sich zur Schmerzlinderung gut bewähren, müssen ruhig und unter Vermeidung vielen Bindens und Wickelns angelegt werden. Beim Aufstehen hat sich nach abgelaufener Venenentzündung an den Beinen das Anlegen einer Binde bewährt, um neues Anschwellen der Beine zu verhindern.

Nach Venenentzündungen, aber auch sonst bei ständiger Blutüberfüllung der Venen kann es zu einem Zustand dauernder Erweiterung der Venen kommen, zur Bildung von Varizen oder Krampfadern. Stauungszustände durch Versagen der rechten Herzkammer oder durch Änderungen im Leberkreislauf tragen oft die Schuld daran. Ungeeignete Kleidung, das Anlegen zu enger Strumpfbänder ober- oder unterhalb des Knies, Erschwerung des Blutkreislaufes bei Schwangerschaft, ein Beruf, der viel Stehen erfordert, sind sehr häufige Ursachen von Krampfaderbildung. Nur selten ist das Abflußgebiet der oberen Hohlvene betroffen, meist beschränken sich derartige venöse Veränderungen auf das Gebiet der unteren Hohlvene, namentlich auf Beine, Enddarm (Hämorrhoiden), Unterbauchgegend usw. Sind die Venen einmal erweitert, so schließen auch die Venenklappen nicht mehr richtig, und dadurch tritt weitere stärkere Blutüberfüllung, neue Erweiterung ein. Die weit gefüllten Krampfadern, die bei entsprechender Entwicklung als dicke Stränge aus der Haut heraustreten, bewirken das Gefühl von Müdigkeit und Schwere in den Beinen, behindern dadurch das Gehen. Kleine Blutungen in ihrer Umgebung rufen bei älteren Krampfadern eine bläuliche Verfärbung der Haut hervor. Verhütung und Behandlung trachtet nach Beseitigung der allgemeinen Stauungsursachen, rechnet hoffnungsvoll mit geeigneter körperlicher Bewegung, läßt allzulanges Stehen oder Hocken vermeiden, benützt elastische Binden oder Gummistrümpfe (schon während der Schwangerschaft bei Frauen, die zur Krampfaderbildung neigen), um den schlaffen Venen Halt zu gewähren. Leichtere Krampfadern, so vor allem nach Schwangerschaft, können sich bei Entfernung der verursachenden Schädigung vollkommen zurückbilden. Bei schwereren kann operative Entfernung oder Unterbindung einer größeren, höher gelegenen Vene zwecks Entlastung der ihrem Zustromgebiet angehörenden Venen notwendig werden.

Die dauernde Lähmung gewisser Gefäßgebiete, sei es durch Erfrierung oder durch Gifteinwirkung (Alkohol), kann eine ständige Erweiterung kleiner oberflächlich gelegener Venen im Gefolge haben. Infolge Blutüberfüllung gewinnt die betreffende Hautstelle ein rotes Aussehen. Darauf sind die rote Nase, die roten Ohrenspitzen nach Erfrierung zurückzuführen, darauf auch die Trinkernase und Trinkerwangen.

Die Erweiterung der um den Enddarm gelegenen Venen wird als Hämorrhoiden bezeichnet. Der Name stammt von dem griechischen haima = Blut, und rheo = fließen. Er weist schon auf eine charakteristische Eigenschaft dieser Venenerweiterungen hin, nämlich ihr häufiges Bluten. Frühere medizinische und volksmedizinische Anschauungen haben im regelmäßig wiederkehrenden Bluten der Hämorrhoiden so etwas wie eine wohltätige Selbstreinigung des Körpers von schlechten Säften erblickt und die Hämorrhoiden darum als „güldene Ader" aufgefaßt. Von einer derartigen Anschauung sind wir heute weit entfernt. Auch wer in zeitweise wiederholter Blutentziehung etwas für den Körper Vorteilhaftes erblickt, wird die Hämorrhoiden und ihre Blutungen nur als eine unerwünschte Venenveränderung infolge örtlich-mechanischer Schädigung betrachten. Die häufigste Ursache der Hämorrhoidenbildung ist der Druck, der auf die Venen des Mastdarmgebietes durch eine abnorm stark angewandte Bauchpresse ausgeübt wird. So findet sich das Leiden namentlich bei Leuten, die an chronischer Darmträgheit leiden, es tritt aber auch bei anderen auf, die wegen entzündlicher oder katarrhalischer Vorgänge im Darm, bei Verengerung durch eine Geschwulst usw. bei der Darmentleerung stark pressen müssen. Hier wird im allgemeinen noch viel zu wenig auf die wichtige Rolle geachtet, die den kleinen weißen Madenwürmern (Oxyuris vermicularis) für die Entstehung solcher Reizungszustände und weiterhin von Hämorrhoiden zukommt. Stauung bei Herzleiden und Lebererkrankung überfüllt auch die Venen am Enddarm und erweitert sie.

Die Hämorrhoiden können durch ihre Anschwellung sehr unangenehme Beschwerden verursachen und, wenn sie durch den Schließmuskel des Darmes eingeklemmt werden, Ursache heftiger Schmerzen werden, durch Infektion von außen auch vereitern. Die Blutungen sind im allgemeinen harmloser Natur, können bei fortwährender Wiederkehr aber doch zu einer Blutverarmung des Körpers führen. Im übrigen sind nicht alle Blutungen aus dem unteren Darmabschnitt durch Hämorrhoiden verursacht, oft steckt auch ein anderes Leiden dahinter. Die Behandlung der Hämorrhoiden muß an dem Grundleiden einsetzen, namentlich an einer entschiedenen Regelung von Diät und Verdauung, an stärkerer körperlicher Bewegung (der „Hämorrhoidarius" sitzt viel!) und einer Verringerung in der Kraftaufwendung bei Benützung der Bauchpresse. Hier muß besonders anfangs der Wille des Patienten wesentliche Mithilfe leisten. Hämorrhoiden bilden sich dann ganz zurück und veröden; nur kleine eingeschrumpfte Säckchen geben noch Kunde von ihrem früheren Vorhandensein. Notwendigkeit örtlicher Behandlung kann auch zur chirurgischen Entfernung der Hämorrhoiden führen.

Gefäßverletzungen.

Von den Unterschieden bei der Verletzung einer Arterie oder Vene war bereits die Rede (S. 17). Das ruhig ausfließende Blut bei einer Venenverletzung steht meist auf Druck (mit reiner Gaze usw.) sofort, während die Stillung des in mächtigem Strahl herausspritzenden Blutes bei der Verletzung einer mittleren oder größeren Arterie nur durch Unterbindung des Gefäßes oder Abklemmung an einer oberhalb, d. h. dem Herzen näher gelegenen Stelle möglich ist. Die Verletzung größerer Venen, in denen der Druck sehr niedrig ist, hat zuweilen das Eindringen von Luft in das Blut im Gefolge: die Luft wird dort geradezu angesaugt. Solche Luft kommt dann mit dem venösen Blut ins Herz und in die kleinen Lungengefäße. Dort setzt sie sich fest und verhindert den lebensnotwendigen Gasstoffwechsel, wirkt also genau wie die früher gekennzeichnete

Embolie durch Losreißung eines Blutgerinnsels. Man nennt das auch „Luftembolie". Die Stichverletzung größerer Venen am Hals beispielsweise ist deshalb sehr gefährlich; rasche (innerliche) Erstickung ist eine mögliche Folge.

9. Der Blutdruck.

Der normale Blutdruck.

Das Gefäßsystem ist ringsum geschlossen. Das in ihm eingeschlossene Blut wird vom Herzen vorwärts bewegt. Dazu ist ein Druck erforderlich. Er wird ausgeübt auf die zunächst regungslose Blutsäule. Sie gerät durch ihn in Bewegung. Das druckausübende Organ, der Motor, ist das Herz mit der Muskelkraft seiner Zusammenziehung. Die Muskelkraft der ausgedehnten, sich wieder zusammenziehenden Arterien unterstützt die Herzkraft, entlastet sie von der Verpflichtung, den zur Vorwärtsbewegung des Blutes notwendigen Druck ganz allein auszuüben.

Der Druck, der, vom Herzen ausgehend, auf die Blutmenge in den Gefäßen ausgeübt werden muß, um sie in lebendiger Bewegung zu halten, ist der Blutdruck. Er ist meßbar, und das ist wichtig zur Gewinnung von Vergleichswerten. Verschiedene Umstände beeinflußen seine Höhe. Er ist zunächst abhängig von der Herzkraft. Wenn die Verhältnisse im Gefäßsystem als gleichbleibend angenommen werden, so hängt es von der größeren oder geringeren Herzkraft ab, wie sich der Druck auf die Blutmenge, damit die Schnelligkeit der Vorwärtsbewegung des Blutes gestaltet. Bei versagendem Herzen sinkt der Blutdruck. Nimmt die Blutmenge ab (Verblutung), so braucht das Herz nur eine geringere Flüssigkeitsmenge weiterzutreiben, also weniger Kraft aufzuwenden: auch hier sinkt der Blutdruck. Reichliche Füllung der Gefäße, nach Zufuhr einer großen Flüssigkeitsmenge, verlangt vermehrte Herzarbeit: der Blutdruck steigt.

Außerordentlich beeinflußt wird die Höhe des Blutdruckes von den Widerständen in der Gefäßbahn. Je größer der Widerstand in den Gefäßen ist, einen um so heftigeren Druck muß das Herz zu seiner Überwindung ausüben. Sinkt der Widerstand in den Gefäßen, so muß sich auch das Herz weniger anstrengen und kann den Druck sinken lassen. Der Widerstand der Gefäße erhöht sich bei krampfhafter Zusammenziehung der Gefäße in einem größeren Gefäßgebiet, — denn je enger die Blutbahn ist, um so schwerer kann das Blut passieren, um so heftiger muß der Druck sein, mit dem es hindurchgepreßt wird. Nervöse Einflüsse auf die Weite der Gefäßbahn spielen hier eine blutdrucksteigernde und -vermindernde Rolle. Auch Verengerungen der Gefäße durch arteriosklerotische Veränderungen kommen ausschlaggebend in Betracht.

Die innere Reibung, die das Blut an den Gefäßinnenwänden ausübt (Viskosität), ist verschieden je nach der Art der Blutzusammensetzung. Sie ist größer nach reicher Fleischzufuhr, wenn viele Eiweißkörper im Blute transportiert werden, geringer im Hunger oder nach Wasseraufnahme. Je stärker die Reibung ist, um so höher muß der Druck sein, der sie überwindet. Man versucht umgekehrt, den Blutdruck im Sinne einer Herabsetzung zu beeinflussen, indem man durch geeignete Maßnahmen eine Abnahme der Viskosität des Blutes zu erzielen sucht.

Wie wird der Blutdruck gemessen? Der Druck in einem geschlossenen Röhrensystem wird allgemein gemessen, indem ein Druckmesser, ein Manometer, in das Röhrensystem eingeschaltet wird. Das ist beim Tierversuch

möglich, wo unmittelbar in die Aorta des Frosches beispielsweise ein Manometer
eingebunden werden kann, das den Druck anzeigt. Beim lebenden Menschen
ist es natürlich undurchführbar, da bei ihm nicht die Arterien geöffnet werden
können. Hier muß ein anderer Weg gefunden werden. Er besteht darin, die
Kraft zu messen, die nötig ist, um die Bewegung des Blutes an einer Stelle zu
unterdrücken. Indirekt wird so ein Anhaltspunkt — ein ziffernmäßig sehr ge-
nauer Anhaltspunkt — für die Höhe des augenblicklich vorhandenen Blutdruckes
gewonnen.

Es gibt verschiedene Verfahren zur Blutdruckmessung. Das be-
kannteste und wegen seiner Handlichkeit gebräuchlichste ist das von Riva-
Rocci ausgebaute. Es wird dabei der Blutdruck an der Speichenarterie (Radialis) gemessen, also an jener Stelle, an der für gewöhnlich auch die Pulszahl
festgestellt wird. Um den Oberarm wird eine breite Gummimanschette ge-
schnallt. Mit einem kleinen Gummiballon wird so lange Luft in sie hineingepreßt,
bis durch den dabei auf den Oberarm ausgeübten Druck der Puls an der Radial-

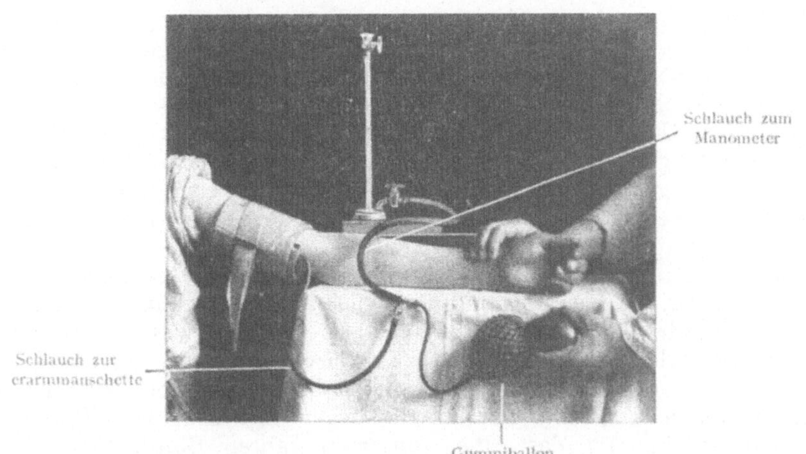

Abb. 24. Riva-Roccische Blutdruckmessung.

arterie zum Verschwinden gebracht wird. Der fühlende Finger des Arztes,
der vorher die lebhafte Pulsbewegung an der Radialarterie wahrnahm, spürt nun
keine Bewegung mehr; das Blut ist durch den von außen auf den Arm ausgeübten Druck vom Eindringen in den Vorderarm und die Hand abgeschnürt.
Dieser Druck muß also mindestens etwas stärker sein als der im Innern des
Gefäßsystems herrschende Blutdruck. Sonst könnte ja das Blut trotz des
äußeren Hindernisses noch in den Vorderarm hineingepreßt werden. Um nun
genau die Höhe des im Gefäßsystem herrschenden Blutdruckes zu finden,
läßt man etwas Luft aus der aufgeblähten Gummimanschette entweichen,
und zwar so lange, bis der Puls an der Speiche wieder zu schlagen beginnt.
Jetzt ist der Augenblick erreicht, wo der Druck im Gefäßsystem den von außen
auf den Oberarm ausgeübten Druck ein klein wenig übertrifft. Und jetzt wird
an einem in das Luftpumpensystem eingeschalteten Manometer unmittelbar
abgelesen, wie hoch der augenblicklich ausgeübte Druck ist. Das Manometer
besitzt in der Regel eine Steigsäule aus Quecksilber. Es ist das zweckmäßiger

als Wasser, weil von Wasser eine zu hohe Säule nötig wäre. Im Einzelfall wird an dem Manometer abgelesen, wie hoch die Quecksilbersäule über den Nullpunkt gestiegen ist. Der Blutdruck beträgt dann „soundsoviele Millimeter Quecksilber".

Ebenso wie bei der Zählung des Pulses ist es bei der Feststellung der Blutdruckhöhe ganz falsch, sich sklavisch an die gefundene Zahl zu klammern. Eine Beurteilung ist nur bei Beachtung aller möglichen ins Gewicht fallenden Umstände durchführbar. Dadurch, daß man immer die gleiche Arterie. mißt (es kommt, wenn nichts anderes angegeben ist, immer die Radialarterie in Betracht), fällt ja der Umstand weg, daß der Blutdruck an den verschiedenen Stellen des Gefäßsystems nicht gleich ist. Am höchsten ist er bei den Gefäßen, die unmittelbar vom Herzen ausgehen, also zunächst in der Aorta, er nimmt dann ab, je weiter sich das Blut den Haargefäßen nähert. Aber geringfügige Umstände wie die Erregung bei einer erstmaligen Blutdruckmessung können schon eine Steigerung des Blutdruckes namentlich bei nervösen Menschen herbeiführen, der gar keine organische Veränderungen etwa in der Gefäßbahn zugrunde zu liegen brauchen. Auf eine solche einmalige Blutdruckmessung kann man daher zunächst nicht allzu viel geben, wenn nicht andere Zeichen Anhaltspunkte für die Möglichkeit einer Veränderung im Gefäßsystem geben, die den Befund der Blutdruckerhöhung erklärlich machte.

Mit kleinen Unterschieden in der Blutdruckhöhe ist überhaupt zunächst nicht viel anzufangen. Sie können innerhalb normaler Grenzen sein, und diese sind ziemlich weit gesteckt. Es ist das so wichtig zu betonen, weil manche Leute zu Unrecht erschrecken, wenn ihr Blutdruck um 10 oder 20 mm Quecksilber höher ist als der irgendeines Bekannten. Die Zeit und die Art der Nahrungsaufnahme kommt dabei in Betracht, vorausgegangene körperliche Bewegung, seelische Erregung, die Tageszeit und noch viele andere Umstände. Der durchschnittliche Blutdruck beim Erwachsenen bewegt sich zwischen 110 und 130 mm Quecksilber. Bei Männern ist er etwas höher als bei Frauen. In der Jugend ist er geringer, mit zunehmendem Alter steigt er an. Eine ausgedehnte Untersuchungsreihe mittels Messungen mit dem Riva-Roccischen Blutdruckmesser hat für das Alter von 7—9 Jahren Blutdruckwerte von 80—95 ergeben, 20—25 Jahre 100—130, beim Alter von 60—90 Jahren durchschnittlich über 130. Bei Messungen an Tieren hat sich gezeigt, daß die Größe des Tieres nur geringen Einfluß auf die Blutdruckhöhe ausübt. Bestimmungen am Hunde ließen den Blutdruck zwischen 130—180 mm Quecksilber erscheinen, beim Kaninchen 80—120, beim Pferd 150—200. Bäder beeinflussen erfahrungsgemäß den Blutdruck: kalte Bäder erhöhen ihn, warme Bäder bewirken seine Abnahme. Von dieser wichtigen Tatsache wird bei Badekuren Gebrauch gemacht, namentlich bei der Behandlung von Herz- und Gefäßkrankheiten mit warmen Wässern.

Was sagt also die Blutdruckmessung aus? Sie gibt Anhaltspunkte für Änderungen in der Herzkraft oder im Gefäßsystem. Wo die Änderungen sitzen, muß anderweitige Untersuchung zeigen, — soweit nicht die Schwankungen im Blutdruck sich überhaupt innerhalb der normalen Grenzen halten und damit nicht etwas Krankhaftes dartun. Die Beobachtung des Blutdruckes ist praktisch-ärztlich von großer Bedeutung. Sie gewährt Einblick in verschiedene wichtige und durch Heilungsmaßnahmen zu beeinflussende Krankheitsvorgänge im Körper. Sie ist auch deshalb bedeutungsvoll, weil in nicht seltenen Fällen die Erhöhung des Blutdruckes eines der ersten wahrnehmbaren Anzeichen von krankhaften Vorgängen im Gefäßsystem darstellt, während sonst nur allgemeine Zeichen von Unbehagen oder verminderter Leistungsfähigkeit noch keinen Schluß zulassen, wo die anziehende Schädigung sitzt. Daß eine solche frühzeitige Feststellung für weitere vorbeugende Behandlung von entscheidender Wichtigkeit werden kann, ist ohne weiteres klar.

Der Blutdruck unter krankhaften Verhältnissen.

Am bekanntesten auch in Laienkreisen ist es, daß ein zu hoher Blutdruck etwas Krankhaftes bedeutet, das Behandlung oder wenigstens geeignete Lebensführung erfordert. Auf das Unrecht, das dabei durch übertreibende Einschätzung geringer Unterschiede begangen wird, wurde schon hingewiesen. Eine Steigerung des Blutdruckes gehört auch zu jenen Zeichen, die frühzeitig und in willkommener Weise Aufschluß darüber geben, daß irgend etwas nicht in Ordnung ist. Bei geeignetem Verhalten kann sie sich wieder zurückbilden.

Ein zu hoher Blutdruck besagt also von vornherein nur, daß das Herz einen höheren Druck ausüben muß als sonst, um das Blut ausgiebig genug vorwärts zu pressen. Ein Hindernis muß hier vorhanden sein. Wenn man aus einem Schlauch Wasser entleeren will, und man verengert die vordere Öffnung, so spritzt es nur mehr in schwachem Strahl heraus. Soll es in gleicher Stärke wie vorher herausspritzen, so muß man an der Pumpe stärkeren Druck ausüben. Der Mann an der Pumpe erkennt aber allein schon an der Zunahme des Druckes, den er ausüben muß, daß vorn an der Spritze sich ein Hindernis eingestellt haben muß.

Der Blutdruck ist daher erhöht, wenn Krämpfe einen großen Teil des Gefäßsystems verengern. Solche Arterienkrämpfe treten in hohem Maße bei Erstickungsanfällen auf, — auch anhaltende stärkere Kurzatmigkeit (Dyspnoe) erhöht den Blutdruck schon recht bedeutend, — dann bei Vergiftungen mit Blei und Strychnin. Adrenalin und Cocain, ebenso Digitalisstoffe wirken unmittelbar verengernd auf die Gefäßwände und steigern dadurch den Blutdruck. Das Adrenalin ist ein Stoff, der sich schon normalerweise im Körper befindet; es wird von den Nebennieren abgesondert und als wichtiges Produkt der „inneren Sekretion" in die Blutbahn abgegeben. Dort trägt es in hervorragendem Maße zur Erhaltung des normalen Blutdruckes bei. Es stellt infolge seiner Wirkung auf das Gefäßsystem und damit auf den Blutdruck ein unentbehrliches Mittel zur Unterstützung der Herzarbeit dar. Bei der chronischen Bleivergiftung, wie sie sich bei Leuten findet, die berufsmäßig lange Zeit in innige Berührung mit Bleifarben oder bleihaltigen Gegenständen gekommen sind, ist infolge der Einwirkung auf die Gefäße der Blutdruck außerordentlich erhöht. Freilich treten im Gefolge der Bleikrankheit auch Nierenerkrankungen auf, die ihrerseits wieder zu einer Überhöhung des Blutdruckes Veranlassung geben.

Für gewisse Nierenkrankheiten ist überhaupt die Blutdruckerhöhung ein charakteristisches Zeichen, die Abnahme des gesteigerten Blutdruckes ein Hinweis auf eintretende Besserung. Man könnte daran denken, daß die Erkrankung, vielleicht Verengerung der Nierengefäße, ursprünglich für die Steigerung des Blutdruckes (als Erhöhung des Widerstandes in einem abgegrenzten Gefäßgebiet) eine Rolle spielt. Derartige mechanische Dinge kommen sicher zum Teil in Betracht. Sie genügen aber nicht zur Erklärung der Erscheinungen. Es ist beispielsweise sicher, daß bei einer akuten Nierenentzündung schon nach

ganz kurzer Zeit, nach ein bis zwei Tagen, eine Erhöhung des Blutdruckes eintritt, in einer Zeit also, wo ausgedehnte Verengerungen und Umbauten in den
Nierengefäßen noch nicht eingetreten sein können. Es ist daher anzunehmen,
daß der Blutdrucksteigerung bei Nierenentzündung vor allem chemische
Einflüsse zugrunde liegen. Die Stoffwechselprodukte werden von der weniger
leistungsfähigen Niere nicht mit der sonst üblichen Vollkommenheit und Geschwindigkeit ausgeschieden; es bleiben lange Zeit Stoffe im Blut, die blutdruck-
erhöhend wirken (vielleicht infolge allgemeiner Verengerung der Gefäße).
Wenn der Blutdruck dauernd erhöht bleibt, so muß sich das Herz auf diese
Belastung durch einen Umbau dauernd einstellen: die linke Herzkammer
zieht sich zunächst immer kräftiger zusammen, — was an einer Verstärkung des
Spitzenstoßes nachzuweisen ist —, und verstärkt schließlich ihre Muskulatur,
wird hypertrophisch. Nur so kann sie der dauernden Überlastung gerecht werden
Hierin liegt die Ursache, warum chronische Nierenerkrankungen häufig mit

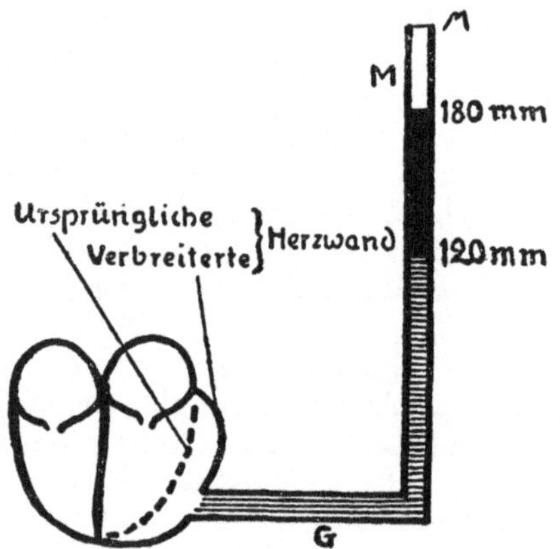

Abb. 25. Herzumbau bei vermehrtem Widerstand im großen Kreislauf (schematisch).

Im Gefäßsystem (G) ist zur Aufzeigung des vorhandenen Druckes ein Druckmesser (Manometer. M.)
eingeschaltet. Der darin herrschende Druck betrug ursprünglich 120 mm; unter den krankhaften Verhältnissen ist er auf 180 mm gestiegen. Zu seiner Überwindung ist eine Verstärkung
der linken Herzkammer nötig.

einer Herzvergrößerung einhergehen. Genügt die Verstärkung der linken Herzkammer nicht mehr zur Bewältigung des Druckes, so tritt — entsprechend
dem früher beschriebenen Umbaumechanismus — weiterhin Vergrößerung des
linken Vorhofs und der rechten Kammer ein.

Hält die Nierenerkrankung nicht lang an, klingt sie im Verlauf von einigen
Wochen wieder ab, so geht auch der erhöhte Blutdruck wieder auf die Norm
zurück. Es kommt dann nicht zur Ausbildung einer Herzvergrößerung. Jedenfalls bedeutet die Erhöhung des Blutdruckes — und die zu ihrer Erhaltung
notwendige Herzvergrößerung — eine Gesundheitshilfe für den kranken Körper:
unter dem hohen Druck wird die Ausscheidung der schädlichen Harnbestandteile
aus dem Körper gefördert. Es kann notwendig werden, einen langandauernden
sehr hohen Blutdruck, der in anderer Weise ungünstig wirkt (etwa durch Kopfschmerzen, durch Blutungen), als solchen zu bekämpfen, — wie es nötig sein
kann, allzu lange währendes hohes Fieber durch geeignete Mittel herabzusetzen.
Im allgemeinen ist aber der hohe Blutdruck ebenso wie das Fieber hier als

Zeichen eines Gesundungswillens des Körpers zu betrachten. Gegenmaßnahmen haben daher nicht an ihm einzusetzen, nicht am Fieber, sondern an der Krankheitsursache, die den beiden Krankheitszeichen zugrunde liegt.

Die Steigerung des Blutdruckes, die dadurch bewirkte Vermehrung der Harnausscheidung, die Vergrößerung des Herzens kommen am ausgeprägtesten bei jener Form der Nierenerkrankung zur Beobachtung, die als Schrumpfniere bezeichnet wird. Das feine und empfindliche Nierengewebe ist dabei zum Teil durch derbes Bindegewebe ersetzt, die ganze Niere geschrumpft und daher bis auf die Hälfte verkleinert. Hier geben Herzstörungen und, durch diese veranlaßt, die Entdeckung der Blutdrucksteigerung oft den ersten Anhaltspunkt zur Auffindung der Krankheit.

Bei der Arteriosklerose ist der Blutdruck häufig erhöht. Er hält sich dabei meist in mäßigen Grenzen, kann aber auch, namentlich wenn Nierenveränderungen mit ihr verknüpft sind, eine beträchtliche Höhe erreichen. Der Blutdruck muß bei der Arteriosklerose schon deshalb erhöht sein, weil der Verlust ausgedehnter Arterien an elastischen und Muskelfasern und damit die Mitarbeit des Gefäßsystems an der Blutvorwärtsbewegung doch in irgend einer Weise ausgeglichen werden muß. Das geschieht eben durch verstärkte Herzarbeit, durch erhöhten Blutdruck.

Nicht bei allen Fällen von Arteriosklerose ist der Blutdruck nennenswert gesteigert. Es kommt da außer auf den Grad auch auf den Sitz der hauptsächlichen Veränderungen an. Eine Ausbreitung arteriosklerotischer Veränderungen in Armen und Beinen, auch im Gehirn bringt den Blutdruck noch nicht zum Steigen. Dagegen beeinflussen Veränderungen arteriosklerotischer Natur in den Gefäßen der Verdauungsorgane den Blutdruck häufig im Sinne des Anstieges, ebenso und vor allem in der Aorta, ferner auch bei Nierenveränderungen, wie sie im Gefolge von starker Arterioskleriose auftreten. So ist es zu erklären, daß in der überwiegenden Anzahl von Arteriosklerosefällen keine Veränderungen an Blutdruck und Herz beobachtet werden; denn die meisten Arteriosklerosefälle beschränken sich auf die erstgenannten, weniger einflußreichen Gebiete. Sie rufen dann nur Störungen örtlicher Natur oder — wie meistens — überhaupt keine Beschwerden hervor.

Die Folgen des allzuhohen Blutdruckes machen sich außer in der Einwirkung auf Herzarbeit und Herzgestaltung auch in der Zerreißung der ständig belasteten Gefäße geltend. Es wird dabei angenommen, daß gesunde Arterien auch bei hohem Druck nicht zerreißen können, und daß eine Schädigung der Gefäßwand gegeben sein muß, ehe sie zerreißen kann. Das ist um so wahrscheinlicher, als die Störungen im Körper, die mit erhöhtem Blutdruck einhergehen, auch Schädigung der Gefäßwand meistens im Gefolge haben. Eine Gefäßzerreißung verursacht eine innerliche Blutung. Solche Blutungen im Gehirn oder in den mit dem Augenspiegel erkennbaren Gefäßen des Augenhintergrundes machen nicht selten auf das Bestehen eines erhöhten Blutdruckes erst aufmerksam. Man darf aber ja nicht denken, daß Nasenbluten oder Kopfschmerzen usw. immer durch erhöhten Blutdruck bedingt seien. In der Regel sogar liegen so unbedeutenden Störungen andere, örtliche Ursachen zugrunde.

Zu niedriger Blutdruck kommt seltener vor als zu hoher. Er wird sich als Folge einer Herabsetzung der treibenden Kraft im Blutkreislauf einstellen, also bei Insuffizienz des Herzmuskels. Sie kann — wie es bei Schädigungen im Verlauf von hochfieberhaften Infektionskrankheiten oft der Fall ist —, nur vorübergehender Natur sein. Dauernde Schwäche des Herzens wird dauernde

Blutdruckverminderung herbeiführen. Der Körper sucht auch hier nach Möglichkeit einen Ausgleich zu schaffen: das Bedürfnis nach genügender Blutzufuhr besteht nach wie vor, und so hat Herabsetzung des arteriellen Druckes in der Regel eine Pulsbeschleunigung im Gefolge, umgekehrt Erhöhung des Druckes oft eine Pulsverlangsamung. Durch die schnellere Arbeit sucht das Herz hier auszugleichen, was es an Kraft bei der einzelnen Zusammenziehung nicht leisten kann.

Für die Beeinflussung des Blutdruckes durch chemische Stoffe ist ein neuerdings gefundenes Kennzeichen die Blutdruckerniedrigung bei der Addisonschen Krankheit. Es handelt sich dabei um ein Krankheitsbild, das zum erstenmal in der Mitte des 19. Jahrhunderts von dem englischen Arzt Addison beschrieben wurde und daher seinen Namen trägt. Es beruht auf einer (oft tuberkulösen) Erkrankung der Nebennieren und geht im wesentlichen mit einer Braunfärbung des ganzen Körpers einher, mit großer Muskelschwäche und auffallender Erniedrigung des Blutdruckes. Es wird hier zu wenig Adrenalin, — das in den Nebennieren gebildet wird, — abgesondert; dadurch fällt ein wichtiger Einfluß zur Aufrechterhaltung des normalen Spannungszustandes der Gefäße, damit zur Erhaltung des normalen Blutdruckes weg.

Die Behandlung des zu hohen wie des zu niedrigen Blutdruckes wird immer auf eine Behandlung des Grundleidens hinauslaufen, ob es sich nun um Veränderungen in der Herzkraft oder um Arteriosklerose oder um Nierenleiden usw. handelt. Durchführung der richtigen Lebensweise, wie sie für die Grundkrankheiten nötig ist, wird dabei gleichzeitig einen zu hohen Blutdruck senken. Denn sobald unter geeigneter Lebensführung Besserung eintritt, wird die Arbeit im Gefäßsystem wieder gleichmäßiger verteilt und nicht beispielsweise aller Druck der Blutbewegung dem Herzen allein zugemutet.

Örtliche Erscheinungen können es zuweilen notwendig machen, den Blutdruck wenigstens vorübergehend zu erniedrigen, — wobei die Behandlung des Grundleidens natürlich nicht zu vernachlässigen ist. In solchen Fällen hat sich ein altes Mittel auch in neuester Zeit wieder sehr gut bewährt: der Aderlaß. Die Entnahme einer größeren Menge Blut bringt eine Verringerung der Blutmenge hervor. Da jetzt in dem gleichen Röhrensystem eine geringere Flüssigkeitsmenge enthalten ist, so muß sich ein niedrigerer Druck in diesem Blutkreislauf herstellen. Bei drohenden oder eingetretenen Schlaganfällen (Gehirnblutung), bei Vergiftung des Körpers durch Versagen der Nieren (Urämie) usw. hat sich ein Aderlaß unmittelbar schon lebensrettend erwiesen. Er verschafft dem Körper wieder Zeit, der Schädlichkeit Herr zu werden. Aber auch bei weniger gefährlichen Zuständen, die mit hohem Blutdruck einhergehen, wirkt der Aderlaß aufs günstigste ein, läßt die Beschwerden rasch verschwinden. Dieser ungefährliche Eingriff verdient entschieden größere Verbreitung als sie in den letztvergangenen Jahrzehnten üblich war.

10. Ursachen von Herz= und Gefäßkrankheiten.

Vererbung.

Oft kommen Herzkranke in die Sprechstunde des Arztes, die ihr Leiden auf Vererbung zurückführen. ,,Mein Vater, meine Großmutter sind auch an einem Herzfehler gestorben, daher habe ich's bekommen.''

Diese Behauptung in solcher Verallgemeinerung ist nicht richtig. Und doch kann unter Umständen etwas Wahres daran sein. Ein Herzfehler wird nicht vererbt. „Herzfehler" — das ist im gewöhnlichen Sprachgebrauch meistens gleichbedeutend mit „Herzklappenfehler". Wenn die Eltern im Laufe des Lebens, beispielsweise nach einem Gelenkrheumatismus, einen Herzklappenfehler davongetragen haben, so bekommt kein Kind deswegen auch ein Herzleiden. Eine direkte Vererbung eines Herzleidens, — wie sie z. B. bei der Übertragung einer Syphilis unmittelbar vorkommt, — ist nicht möglich.

Dagegen kann die Anlage zu Herzkrankheiten vererbt werden. Es gibt, wie statistische Aufzeichnungen feststellen, Familien, in denen Herzerkrankungen gehäuft vorkommen, andere, in denen sie ganz und gar fehlen. Man muß annehmen, daß Unterschiede in der Konstitution (Leibesbeschaffenheit) und der Disposition (Krankheitsbereitschaft) der einzelnen Familienmitglieder dafür verantwortlich sind. Ist ein Herz empfindlicher, empfänglicher für die Aufnahme von Schädigungen, so wird es leichter erkranken. Und ganz sind Schädlichkeiten auch bei großer Vorsicht niemals zu vermeiden. Da bekommt man einmal eine Mandelentzündung, einen Scharlach, eine Diphtherie — und die dabei wirksamen, im Blut kreisenden Krankheitserreger wie ihre Gifte lassen ein empfängliches Herz erkranken, während bei einem anderen Herz keine Spuren von Veränderungen eintreten. Diese Empfänglichkeit ist durch eine besondere Bauart des Herzens zu erklären, vielleicht feinere Innenhäute. Das Herz braucht an und für sich deswegen nicht „schwächer" zu sein, es neigt nur mehr zur Erwerbung gewisser krankhafter Veränderungen. Die Anlage zu Herzkrankheiten kann sich vererben, wie sich die Anlage zu Lungenleiden vererbt.

Nun ist es freilich nicht so, daß in einer Familie, in der schon mehrfach Herzleiden vorgekommen sind, alle oder auch nur viele andere Mitglieder auch Herzkrankheiten bekommen müßten, oder daß die Kinder wieder mit Herzleiden behaftet werden müßten. Das ist keineswegs der Fall. Die Gänge der Vererbung, wenn sie auch theoretisch gut erforscht sind, sind in ihrer praktischen Auswirkung noch ungreifbar. Zu viele Einflüsse wirken auf die einzelne Persönlichkeit ein, als daß das Endergebnis vorausgesehen werden könnte. Auch die Vererbungslehre läßt vorläufig noch keine Propheten erstehen. Die Anlage zu manchen Leiden überspringt ja eine oder mehrere Generationen, so daß also vielleicht die Großeltern zu Herzkrankheiten geneigt waren, aber deren Kinder nicht und noch nicht die Enkel, möglicherweise dagegen die Urenkel. In anderen Familien sind Großeltern, Eltern und Kinder — wenigstens zum Teil — herzleidend.

Die Sache liegt kurz gesagt so: Herzfehler sind nicht vererblich. Die Anlage zu Herzerkrankungen kann sich vererben. In Familien, die erfahrungsgemäß zu Herzleiden neigen, wird man von vornherein besonders darauf achten, daß Schädigungen (Erkrankungen rheumatischer Art, Halsentzündungen, Genußgifte usw.) möglichst vermieden werden. Die Gefährdung durch Genußgifte läßt sich hier ganz ausscheiden. Gegen die Möglichkeit der Erwerbung einer Infektionskrankheit wie Gelenkrheumatismus, Scharlach usw. ist aber kein Kraut gewachsen. Man wird hier seine Pflicht tun. Mehr kann man nicht verlangen. Und niemandem kann ein Vorwurf gemacht werden, wenn trotz Vorsicht dadurch ein veranlagtes Herz eines Tages erkrankt.

Ähnlich ist es bei der Vererbung der Arteriosklerose. Sie ist zweifellos in einzelnen Familien besonders verbreitet. Zuweilen läßt sich nachweisen, daß eine bestimmte Schädigung in einzelnen Familien daran schuld ist, etwa daß sehr viel Wein getrunken wird oder daß viel und stark geraucht wird. Meistens kann von derart offensichtlicher Einwirkung auf die Familienmitglieder keine Rede sein. In manchen Familien wiegt sogar die Arteriosklerose bestimmter Gefäßgebiete vor, der Gehirngefäße, der Nierengefäße, der Kranzarterien des Herzens. Auch Steigerung des Blutdruckes findet sich in manchen Familien besonders gehäuft, ohne daß etwa eine Nierenschädigung, Arteriosklerose usw. als greifbare Ursache in Betracht kämen. Es wurde überhaupt eine Blutdrucksteigerung ohne sonst nachweisbare Krankheitszeichen im Körper als Ausdruck besonderer Krankheitsveranlagung angesehen. Es ist jedoch höchst wahrscheinlich, daß in solchen Fällen immer schon kleine, doch dabei vielleicht ausgedehnte Veränderungen an den kleinen Gefäßen oder an den Nieren bestehen, und daß es nur den bisherigen Untersuchungsmethoden noch nicht gelungen ist, die anatomische oder physiologische Grundlage des erhöhten Blutdruckes aufzufinden. Jedenfalls wird auch in solchen Fällen keine Krankheit vererbt, sondern nur die Neigung zu einer Erkrankung. In vielen Fällen gelingt es, durch geeignete, bewußte Lebensführung sich vor der Krankheit selbst trotz vorhandener Neigung zu bewahren.

Etwas ganz anderes sind die angeborenen Herzfehler, von denen bereits die Rede war. Sie beruhen auf Störungen in der Entwicklungszeit. Wie und warum diese Störungen zustande kommen, ist noch recht dunkel und in vielen Fällen ganz unerklärlich. Sie haben mit Krankheit der Eltern in der Regel nichts zu tun und am wenigsten mit elterlichem „Verschulden", wie man zuweilen unberechtigterweise vermuten hört.

Infektionskrankheiten.

Die meisten Herzfehler und viele Gefäßerkrankungen sind die Folge irgendeiner Infektionskrankheit. Die akute Entzündung der Herzklappen, aus der dann so viele chronische Erkrankungen, so viele Herzklappenfehler entstehen, wird durch Ansiedelung von Krankheitserregern, durch die von ihnen ausgeschiedenen Gifte hervorgerufen. Daß das keine bloße Vermutung ist, geht neben den ungezählten Beweisen klinischer Beobachtung auch aus dem Tierversuch hervor. Es wurde gezeigt, daß bei Tieren Entzündungen der Herzklappen entstanden, wenn ihnen Bakterien ins Blut gespritzt wurden.

Verschiedene Arten von Krankheitskeimen sind es, die derartige Entzündungen veranlassen. Staphylokokken und Streptokokken, die gewöhnlichen Eitererreger, geben durch ihre Ansiedelung im Herzen am häufigsten Veranlassung zur Entstehung von Entzündungen. Daneben machen auch — seltener — Pneumokokken, die Erreger der Lungenentzündung, und Gonokokken, die Erreger des Trippers, die gleichen Erscheinungen. Sehr oft ist eine Herzklappenentzündung die Folge oder Begleiterscheinung eines akuten fieberhaften Gelenkrheumatismus. Der Erreger des Gelenkrheumatismus ist nicht eindeutig bekannt; man macht Streptokokken und Staphylokokken für sein Auftreten verantwortlich. Dieselbe Neigung, die diese Erreger zur Ansiedelung an den feinen Auskleidungshäuten der Gelenke kennzeichnet, haben sie offenbar zu den ähnlich gebauten Innenhäuten des Herzens, dem Endokard, und namentlich zu den Klappen. Dabei wird die Mitralklappe sichtlich bevorzugt, nach ihr kommt die Aortenklappe. Bei einem Gelenkrheumatismus bilden daher Herzbeschwerden eine häufige Begleiterscheinung, und auf ihr Auftreten wird man von vornherein Rücksicht nehmen.

Dem akuten, fieberhaften Gelenkrheumatismus ist oft eine Angina, eine Entzündung der Rachenmandeln vorausgegangen. Eine Angina kann also indirekt, aber auch direkt, zur Veranlasserin einer Herzklappenerkrankung werden. Die Angina gehört zu jenen Krankheiten, die in ihrer Bedeutung für gewöhnlich unterschätzt werden. Meistens wehrt ja der Körper die dort eindringenden Schädlinge (in der Regel ebenfalls Staphylokokken oder Streptokokken) mit Erfolg ab. Aber von den Mandeln aus gelangen die giftigen Stoffwechselprodukte der Erreger und die Erreger zum Teil auch selbst in die Blutbahn; sie können infolgedessen zu Erkrankungen anderer, weit entfernter Organe führen. So entsteht Gelenkrheumatismus nach Angina, so können Nieren und Herz auch unmittelbar von ihren Folgen betroffen werden.

Auch nach Scharlach, Diphtherie, Typhus, Grippe und anderen Infektionskrankheiten kann es zum Auftreten von Herzklappenentzündungen kommen. Häufiger indes greifen diese Erkrankungen den Herzmuskel an. Es entstehen dann kleine Entzündungsherde im Muskelgewebe an verschiedenen Stellen. Sie heilen spurlos wieder ab oder führen zu Narbenbildung, zu Umwandlung des Muskelgewebes in Bindegewebe. Dieses bildet ein Hemmnis für den ungestörten Ablauf der Herztätigkeit, größer oder kleiner, je nach dem Umfang der gesetzten Schädigung. Wenn die Kranzgefäße des Herzens durch Arteriosklerose oder einen anderen Krankheitsumstand stark verändert sind, werden manche Herzteile ungenügend mit Blut versorgt. Auch hier zerfällt dann das Muskelgewebe und wird durch ungleichwertiges Bindegewebe ersetzt. Es tritt also hier der tragische Fall ein, daß das Herz vielleicht noch vorzüglich in der Lage ist, den ganzen Körper mit seiner Arbeitsleistung am Leben und in Kraft zu halten, daß es aber infolge der Erkrankung seiner wesentlichen Ernährungsgefäße nicht mehr imstande ist, sich selbst genügend zu ernähren und schließlich an diesem Mangel zugrunde geht, gewissermaßen verhungert, — obwohl es anderen Körperteilen reichlich Nahrung spendet.

Eine für das ganze Gefäßsystem gefährliche Infektionskrankheit ist die Syphilis. Sie trägt wohl infolge ihrer stärkeren Verbreitung beim männlichen Geschlecht auch die Mitschuld daran, daß Herz- und Gefäßkrankheiten bei Männern durchschnittlich häufiger sind als bei Frauen. Das syphilitische Gift ergreift besonders die Arterien, in denen es Entzündungen der Innenhaut, aber auch der anderen Schichten hervorruft. Alle Gefäßgebiete werden betroffen, frühzeitig und häufig die Gehirngefäße. Das Aortenaneurysma ist nächst der Arteriosklerose am zweithäufigsten auf Syphilis zurückzuführen. Energische und rechtzeitige Behandlung der syphilitischen Erkrankung vermag auch weiter vorgeschrittene Gefäßerkrankungen wieder zur Rückbildung zu bringen.

Von allen Infektionen kann auch der Herzbeutel ergriffen werden. Er ist unter anderem auch ein Vorzugssitz einer tuberkulösen Erkrankung.

Gifte.

Unter den Genußgiften wirkt auf Herz und Gefäß am schädlichsten das Nikotin ein. Das Auftreten von Arteriosklerose, namentlich auch der arteriosklerotischen Veränderungen an den Kranzgefäßen des Herzens, wird durch dauernden Tabakmißbrauch begünstigt. Es wird häufig darauf hingewiesen, daß die Liebhaber guter Zigarren und vieler Zigarretten auch sonst oft einer üppigen, alkoholreichen Lebensweise huldigten, und daß dieser Umstand mit am Auftreten starker Arteriosklerose schuld sei. Das soll nicht bestritten werden. Die pharmakologischen Untersuchungen beweisen aber die wichtige und hervortretende Rolle, die gerade übermäßigem Nikotingenuß für die Entstehung von Herz- und Gefäßschädigungen zukommt. Die Pulsbeschleunigung bei der akuten Tabakvergiftung ist jedem Raucher bekannt. Bemerkenswert ist aber das Auftreten von Blutdrucksteigerungen nach Nikotingenuß. Sie treten weniger bei Menschen mit gesundem Gefäß- und Herzsystem zutage als bei solchen Personen, die ohnehin schon zu Blutdruckerhöhung neigen. Das Nikotin wirkt hier durch erregende Wirkung auf die Nerven, die die Gefäße zusammenziehen und verengern (Vasokonstriktoren). Aussetzen mit dem Rauchen läßt den Blutdruck rasch sinken.

Solange nicht schwere organische Veränderungen an den Gefäßen eingetreten sind, bewirkt der Verzicht auf das Genußgift überhaupt rasches Verschwinden aller Herzbeschwerden. Das Herzklopfen, die unregelmäßige Pulstätigkeit, die das Raucherherz kennzeichnen und die bei kleinen Anstrengungen oder Erregungen schon zu höchst unangenehmen Empfindungen und Schwächezuständen führen, schwinden und machen normaler Herztätigkeit Platz. Anders ist es, wenn durch lange fortgesetztes Übermaß des Rauchens der Boden für schwere Gefäßschädigungen, für jugendliche ausgedehnte Arteriosklerose vorbereitet ist. Namentlich die Ausbildung einer Sklerose der Kranzarterien hängt oft eng mit übermäßigem Rauchen zusammen.

In neueren Versuchen wurde von Heinz festgestellt, wieviel eigentlich von dem mit dem Rauch eingezogenen Nikotin vom Körper aufgesogen, also unmittelbar wirksam wird. Es ergab sich dabei, daß beim „Inhalieren" (Atmen des Rauches durch die Lunge) zum Teil achtmal mehr Nikotin vom Körper aufgesogen wird als beim gewöhnlichen Rauchen durch den Mund. In 5 g des untersuchten Zigarettentabaks waren 0,25 g Nikotin enthalten. Bei gewöhnlichem Rauchen gingen davon 0,04 g Nikotin in den angesogenen Rauch über. Bei „Mundrauchen' wurden von den 0,04 g Nikotin 0,007 g in der Mundrachenhöhle aufgesogen, beim „Inhalieren" wurden 0,035 g Nikotin im Körper zurückbehalten. Diese großen Unterschiede erklären sich daraus, daß die Lunge eine außerordentlich ausgedehnte Aufsaugungsfläche bildet. Dadurch sind die schweren Schädigungen des Herzens und namentlich seiner Kranzarterien zu erklären, die sich bei leidenschaftlichen Zigarettenrauchern finden. Denn jeder leidenschaftliche Zigarettenraucher inhaliert mit Vorliebe.

Daß durch Zigarettenrauchen mehr Schaden angerichtet wird als durch Zigarren oder Pfeife, ist im allgemeinen richtig. Das hängt aber nur von der Menge des zugeführten Nikotins ab, nicht von dem Zigarettenpapier, wie man zuweilen vermuten hört. Wer ruhig und langsam seine Pfeife raucht, wird nicht soviel Nikotin in den Körper bekommen als der, der eine Zigarette an der anderen ansteckt. Schwere, d. h. nikotinreiche Zigarren werden bei fortgesetztem Mißbrauch zur Ursache erheblicher Herz- und Gefäßstörungen.

Kaffee und Tee sind vermöge ihres Gehaltes an Koffein Stoffe, die anregend und belebend auf den ganzen Körper, namentlich auch die Gehirnzellen, einwirken. Für den ermüdeten oder bedrückten Körper bringen sie willkommene Anregung, ohne Schaden zu verursachen. Im Übermaß genossen, werden sie freilich auch zur Ursache von Störungen in Herz- und Gefäßgebiet. Koffein wirkt unmittelbar leistungssteigernd auf das Herz; die Heilkunde macht in diesem Sinne Gebrauch von ihm. Übermäßiger Genuß von starkem Kaffee (d. h. koffeinreichem) oder Tee bringt Herzklopfen mit sich, läßt den Puls beschleunigt und schwach erscheinen. Bei vielen Menschen tritt diese

Wirkung am deutlichsten bei Kaffeegenuß vor dem Schlafengehen auf. Allgemein läßt sich nicht bestimmen, was ein Übermaß an Kaffee oder Tee ist. Das ist verschieden, wie es bei allen Genußgiften von der Einzelpersönlichkeit abhängt. Für den einen kann ein kleines Täßchen Mokka schon ein Zuviel bedeuten, für den anderen bedeutet täglich mehrmaliges Trinken keine Belastung. Man erfährt oft, namentlich von älteren Frauen, daß sie eigentlich „den ganzen Tag" Kaffee trinken und sich dabei wohl befinden. Das ist nicht so wörtlich zu nehmen. Denn es handelt sich dabei meistens um sehr schwache Getränke, entweder überhaupt um koffeinarmen oder koffeinfreien „Kaffee" oder um sehr schwachen, mit wenig Bohnen angesetzten Kaffee. Es ist klar, daß ein Getränk von mehreren Litern, das über den ganzen Tag verteilt wird und insgesamt weniger Koffein enthält als eine kleine Schale richtigen Kaffees, keine Herzstörungen verursachen wird. Es wäre darum auch unrecht, derartigen „Kaffee"trinkerinnen wegen irgendwelcher Beschwerden ihr Lieblingsgetränk versagen zu wollen.

Ein schlimmer Feind des Herzens und der Gefäße ist übermäßiger Alkoholgenuß. Er ist Ursache von Entartung des Herzmuskels und von Auftreten arteriosklerotischer Veränderungen. Der Alkohol geht als solcher unmittelbar ins Blut über und greift wie an den verschiedenen Organen, so auch am Herzen schädigend an. Ein durch Alkohol geschwächtes und entartetes Herz vermag anderen dazu kommenden Krankheiten besonders wenig Widerstand zu leisten, wie sich an der Gefährdung des Alkoholikerherzens beispielsweise durch eine Lungenentzündung in typischer Weise zu erkennen gibt.

Beim Schnapstrinker ist es die direkte Einwirkung des konzentrierten alkoholischen Getränkes, die in dieser Weise wirksam wird. Beim Bier- und Weintrinker tritt aber zu der Giftwirkung noch die Überlastung des Herzens durch die fortgesetzte Zufuhr übermäßig großer Flüssigkeitsmengen hinzu. Im Verein mit der Widerstandsfähigkeit und Kraft herabsetzenden Wirkung der Alkoholvergiftung kommt es hier zu außerordentlicher Vergrößerung des Herzens, zuweilen zur Bildung geradezu eines Riesenherzens, dessen Röntgenbild in Erstaunen versetzt. Nicht um Bildung neuer kräftiger Muskulatur handelt es sich aber da, sondern die Herzkammern und -vorhöfe sind aufs äußerste erweitert, die Muskulatur ist schlaff und überdehnt. Eine verhältnismäßig geringe Mehrbelastung kann ein solches Herz schon zum Versagen bringen. Um die Herkunft und Entstehungsgeschichte derartiger Herzen zu bezeichnen, spricht man bezeichnenderweise von einem „Münchener Bierherz", von einem „Tübinger Weinbauernherz". Die anstrengende Arbeit der Brauknechte, der Weinbauern, die schwere Lasten zu heben haben, trägt dazu bei, durch Überlastung das alkoholgeschädigte Herz in so starker Weise zu vergrößern.

Auch andere Gifte als die Genußgifte tragen dazu bei, Herz und Gefäßsystem zu schädigen. Wirkliche, von außen eingeführte tierische oder pflanzliche Gifte werden ja nur in Ausnahmefällen in Betracht kommen. Aber der Körper enthält bei bestimmten Krankheiten unregelmäßige Stoffwechselprodukte, die als Gifte wirken können. Das ist bei manchen Nierenkrankheiten so, wie auch bei der Stoffwechselerkrankung, die nach dem Hauptanzeichen des gesteigerten Auftretens von Zucker in Blut und Harn als Zuckerkrankheit (Diabetes mellitus) bezeichnet wird. Auch Bildungen des Stoffwechsels aus der gewöhnlichen Nahrung haben Einfluß auf Befinden und Verhalten von Herz und Gefäßen. So wird von manchen Seiten reichlichem Fleischgenuß, der zum Auftreten von vielen Eiweißabbauprodukten im Körper führt, ein schädigender Einfluß zugeschrieben, namentlich im Sinn einer Begünstigung der Arteriosklerose. Ein wirklicher Beweis für diese Behauptung ist nicht erbracht. Es besteht aber allen Beobachtungen nach kein Zweifel, daß einseitiger Fleischgenuß für den ganzen Körper nichts Gutes bedeutet, und daß auch Herz- und Gefäßkranke sich wohler fühlen, wenn sie ihre Nahrung von Fleisch entlasten und mit Gemüsen usw. bereichern.

Kropf.

Vorn unten am Hals befindet sich die Schilddrüse. Sie gibt ein lebenswichtiges Sekret (Absonderung) nach innen, in die Blutbahn ab, gehört also zu den Drüsen mit „innerer Sekretion". Dieser von der Schilddrüse gebildete Stoff ist jodhaltig. Eine übermäßige Vergrößerung der Schilddrüse nennt man Kropf. Es gibt verschiedene Arten der Vergrößerung. Einmal kann dabei

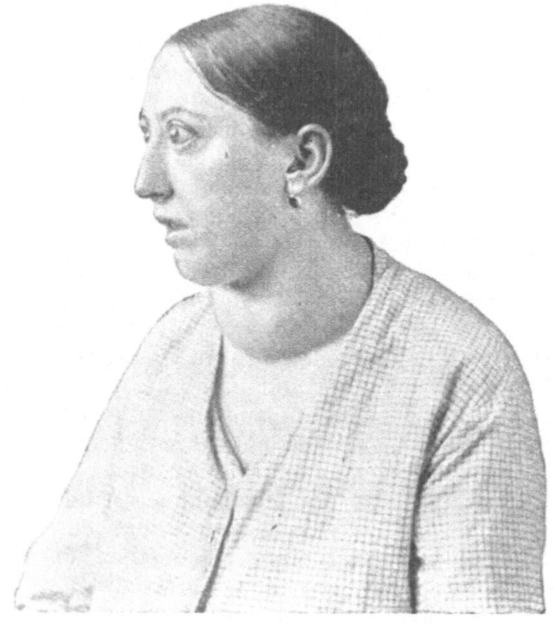

Abb. 26. Kranke mit Basedowkrankheit.
Starkes Hervortreten der Augen, Kropfbildung. (Nach Strümpell.)

das eigentliche sekretbildende Schilddrüsengewebe in der Hauptsache zugrunde gehen und durch Bindegewebe ersetzt werden. Dann tritt ein Mangel an dem notwendigen Schilddrüsensekret im Körper ein und es kann bei ausgeprägten Graden zum Auftreten von Kretinismus (Verblödung) kommen. Im andern Fall kommt es zu Wucherung des sekretbildenden Kropfgewebes, dann wird zuviel jodhaltiges Sekret gebildet und es treten die Erscheinungen der nach ihrem ersten Beschreiber (1840), einem Merseburger Arzt, sogenannten Basedowschen Krankheit auf. In der Regel bleibt die Schilddrüsenvergrößerung nach Erreichung eines bestimmten Umfanges stehen und macht keine weiteren Beschwerden.

Die Ursachen der Kropfbildung sind trotz aller Bemühungen noch nicht erforscht. Bald wird das Trinkwasser verantwortlich gemacht, bald der Mangel an Jod in der Nahrung usw. Es ist auch fraglich, ob eine einheitliche Ursache für alle Kropffälle anzunehmen ist. Zweifellos ist das Vorkommen des Kropfes an bestimmte Gegenden gebunden, wo er dann aber fast alle Bewohner in der einen oder anderen Form ergreift, also seuchenhaft verbreitet ist.

Der Einfluß auf das Herz zeigt sich am deutlichsten bei der Basedowschen Krankheit. Die Kropfbildung erreicht dabei oft keinen hohen Grad, ja sie kann sogar in einem Teil der Fälle fehlen. Die Augäpfel treten bei dieser Krankheit aus den Augenhöhlen hervor und erscheinen dadurch sehr vergrößert. Zittern der Hände, allgemeine Unruhe und Reizbarkeit beweisen die Beteiligung des Nervensystems. Auffallende Abmagerung tritt ein. Die Herztätigkeit ist beschleunigt, auf 100—120 Schläge in der Minute, auch auf 140 und 160. Herzklopfen führt zu höchst unangenehmen Empfindungen. Infolge der dauernden Belastung des Herzens kommt es schließlich zu einer Erweiterung und Verstärkung der linken Herzkammer. Auch die Gefäße stehen unter gesteigertem nervösen Einfluß: die Kranken erröten leicht, haben ein starkes Hitzegefühl, ihre Hände sind heiß, sie schwitzen viel und stark.

Man schreibt diesen Zustand der Mehrerzeugung des jodhaltigen Schilddrüsensekretes bei der Basedowschen Krankheit zu. Und man befindet sich dabei offenbar auf dem richtigen Weg. Denn es hat sich gezeigt, daß ganz ähnliche Erscheinungen wie bei der Basedowschen Krankheit auch dann eintreten, wenn man einem Körper zuviel Jod zuführt. Es wird hier geradezu künstlich eine Basedowsche Krankheit erzeugt. Das Jod ist ein altes Mittel zur Bekämpfung des Kropfes. Es besitzt allerdings die Fähigkeit, innerlich oder als Salbe genommen, die Schilddrüse zur Verkleinerung zu bringen. Aber es dürfen dabei nur ganz geringe Jodmengen verabreicht werden, unter ständiger und strenger ärztlicher Aufsicht. Andernfalls häuft sich das Jod rasch im Körper an und führt außer zu Abmagerung und nervösen Störungen auch zu höchst unangenehmen Herzbeschwerden. Sie bleiben auch nach Aussetzen des Jodes noch geraume Zeit bestehen. Fast alle so geflissentlich angepriesenen Kropfheilmittel und Kropfsalben enthalten als wirksamen Bestandteil Jod. Vor ihrem Gebrauch, überhaupt vor dem Gebrauch von Jod ohne ärztliche Leitung, kann nicht scharf genug gewarnt werden. Die Basedowanlage ist auch oft verborgen und gelangt erst durch die Zufuhr von Jod zum Ausbruch. In solchen Fällen kann es zu schweren Jodvergiftungen mit starken Herzerscheinungen kommen.

Überanstrengung.

Von der Überanstrengung des Herzens durch dauernd erhöhte Flüssigkeitszufuhr bei Gewohnheitstrinkern war bereits die Rede. Auch die Überlastung durch Erhöhung der inneren Widerstände bei Gefäßerkrankungen, Nierenleiden, sonst gesteigertem Blutdruck, der übermäßigen Pulsbeschleunigung des Basedowkranken usw. ist hervorgetreten.

Aber nicht nur übermäßige Flüssigkeitszufuhr im Verein mit alkoholischer Schädigung führt zu Überlastung des Herzens, zu seiner Vergrößerung und schließlichem Versagen, sondern ständiges Übermaß an Essen und Trinken allein ist schon ein Umstand, der das Herz schwer belastet. Bei solchen Vielessern und Vieltrinkern besteht eine unaufhörliche, nur von kurzen Pausen unterbrochene Überfüllung aller Gefäße mit Nahrungsbestandteilen, deren Abbau und Weiterbeförderung dem Herzen Überarbeit bringt. Man nennt derartige Leute, die roten und gedunsenen Kopfes die Tafel verlassen — oder nur kurz verlassen, „Vollblütige" („Plethorische"), und ihre Betreuung hat schon den alten Ärzten viel Sorge bereitet („Er sieht aus, als ob ihn der Schlag treffen wollte.") Denn gerade das, was gut und notwendig für sie ist: Enthaltung von Übermaß an Speise und Trank, — das wollen sie am wenigsten missen. Es braucht gar nicht zur Ausbildung eines „Fettherzens" kommen, um ein solches überbelastetes Herz eines Tages zusammenklappen, ein derartig übermäßig in Anspruch genommenes Gefäßsystem über kurz oder lang der dauernden Überschwemmung erliegen zu sehen.

Körperliche Überanstrengung vermag eine Herzvergrößerung herbeizuführen. Das ist ohne weiteres verständlich. Bei Sportsleuten, Soldaten und anderen Personen, die einmaliger Überlastung ausgesetzt sind, wird sich die Erweiterung rasch wieder zurückbilden. Dauernde Überbeanspruchung bei körperlich schwer beschäftigten Menschen (Kesselschmiede, Lastträger usw.) wird aber dauernde Veränderungen im Gefolge haben. Auch eine große Anzahl von Geburten kann aus diesem Grunde Herzvergrößerung nach sich ziehen. Sexuelle Exzesse, namentlich auch der Onanisten, wirken in gleichem Sinn.

Seelische Einflüsse sind Ursachen weitergreifender Herzschädigungen. Zorn und Erregung über unangenehme Nachrichten, jähzorniges Toben über Widerstand und Hindernisse belasten das Gefäßsystem aufs schwerste. Das ist sichtbar aus dem Blutzustrom zum Kopf (er wird „puterrot"), aus dem Anschwellen der „Zornesader" auf der Stirn zu erkennen. Auch ständige geistige Überarbeitung bereitet den Boden vor für Erkrankungen der Hirngefäße, sie beeinflußt jedoch auch das Verhalten des Herzens selbst in ungünstiger Weise. Für Herz und Gefäßsystem bedeutet die Ruhelosigkeit des städtischen Hastens eine übermäßige Beanspruchung, der sie vielfach auf die Dauer nicht gewachsen sind.

Der indirekte Einfluß ist bei den geistigen und seelischen Einwirkungen hoch einzuschätzen. Wer an einem Herzfehler leidet oder wessen Gefäße brüchiger sind als bei einem Gesunden, der muß wissen, daß seelische Erregung die Ursache neuer schwerer, unter Umständen bedrohlicher Schädigung werden kann. Der Ausdruck „am gebrochenen Herzen sterben" gibt im allgemeinen ein falsches Bild. Aber doch ist etwas Wahres an diesem Wort daran. Organische Herzfehler, ein Herzklappenfehler, eine Herzmuskelentzündung werden durch Gram und andere ständige geistige Belastung nicht hervorgerufen. Wo aber ein organischer Herzfehler bereits vorhanden ist, ein Klappenfehler, eine Sklerose der Kranzarterien usw., da werden sie durch derartige Einflüsse in ungünstige Bahnen gelenkt. Schon oft hat übermäßige seelische Erregung ein erkranktes Gefäßsystem an einer Stelle zum Reißen gebracht, einem wenig widerstandsfähigen Herzmuskel die letzte Kraft genommen und ihn zum Stillstand gebracht. Die Lebensführung muß darauf Rücksicht nehmen.

Arteriosklerose.

Ein großer Teil der Ursachen, die Herzschädigungen hervorrufen, bedingen bei länger fortgesetzter Einwirkung auch die Ausbildung einer Arteriosklerose. Dauernde Nikotinvergiftung, chronischer Alkoholismus und allgemein üppige Lebenweise werden mit Recht als ein Hauptumstand für die Entstehung arteriosklerotischer Veränderungen betrachtet. Schwere körperliche Arbeit und geistige Überanstrengung, — zumal wenn letztere mit einem Mangel an Bewegung einhergeht, — fördern weiter die Ausbildung der Arteriosklerose. Chronische Nierenerkrankungen bereiten den Boden für Arteriosklerose vor, sind aber umgekehrt auch oft die Folge dieser Grundkrankheit. Syphilis ist ein wichtiger ursächlicher Vorläufer arteriosklerotischer Gefäßveränderungen. Erbliche Einflüsse bedingen erhöhte Neigung zu Arteriosklerose; es kann dabei eine von vornherein bestehende geringere Widerstandsfähigkeit der Arterienwandungen die Ursache sein oder eine überstarke Abnützung infolge allzu rascher und allzu starker nervöser Beeinflussung des Gefäßsystems. Chronische Bleivergiftung, Gicht, Zuckerkrankheit sind andere Ursachen der Arteriosklerose. Auch hier greifen die verschiedenen Erscheinungen aber so ineinander ein, daß häufig nicht mit Sicherheit entschieden werden kann, ob die Gefäßveränderungen eigentlich die Folge oder umgekehrt die Ursache der übrigen Leiden darstellen.

11. Häufigkeit und Bedeutung von Herz= und Gefäßkrankheiten.

Die Untersuchungen über die Häufigkeit von Herz- und Gefäßkrankheiten sind nicht immer leicht zu führen. Die statistischen Aufzeichnungen geben je nach Land und Anlage der Statistik wechselnde Bilder. Auch wird oft als „Altersschwäche", „Wassersucht" usw. bezeichnet, was in Wirklichkeit ein Herzleiden darstellt. Die Bezeichnung „Gehirnschlag" als Todesursache gehört jedenfalls hierher, denn hier liegt meistens eine Gefäßerkrankung zugrunde.

Immerhin sind genug Angaben vorhanden, die auch ziffernmäßigen Einblick in die Häufigkeit des Vorkommens von Herz- und Gefäßkrankheiten ermöglichen[1]). Gut sind hier die Angaben der Krankenkassen zu verwerten, weil sie ein sorgfältig gezähltes statistisches Material zur Unterlage haben. Die Erkrankungen an Herzleiden überwiegen insgemein bei den Männern. So trafen auf je 1000 Erkrankungen, die mit Störungen der Erwerbsfähigkeit einhergingen, in Berlin 1898 von Herzkranken 18 männliche und 14,4 weibliche. Die einzelnen Altersklassen sind verschieden betroffen. Die Erkrankungsfälle nehmen mit zunehmenden Jahren zu.

Bemerkenswert ist die verschiedene Häufigkeit der Herzerkrankungen bei den einzelnen Berufen. Es wurden diese Verhältnisse bei einer Reihe von Krankenkassen durch mehrere Jahre hindurch verfolgt. Es erkrankten während des Beobachtungszeitraumes unter 1000 Mitgliedern an Herzkrankheiten:

1,6 Bäcker,
3,3 Buchdrucker,
4,3 Gast- und Schenkwirte,
0,5 Fleischer,
2,9 Kauf- und Handelsleute,
2,3 Maler und Lackierer,
1,4 Schlosser usw.,
3,5 Schneider,

[1]) Ein Teil der hier mitgeteilten statistischen Angaben stammt aus Prinzings Handbuch der medizinischen Statistik.

3,6 Schuhmacher,
3,2 Tischler usw.,
6,5 Töpfer,
2,7 Zimmergesellen.

Die verhältnismäßig hohe Zahl von Herzerkrankungen bei Buchdruckern und Töpfern ist wahrscheinlich auf die Gefährdung durch Blei zurückzuführen, bei Schneidern und Schuhmachern auf die ungesunde Stellung, in der diese Berufe immer ausgeübt werden. Daß Gast- und Schenkwirte, also alkoholische Berufe, mit besonders hoher Zahl beteiligt sind, nimmt nicht wunder.

Die Sterblichkeit an Herz- und Gefäßkrankheiten ist ziemlich beträchtlich. In einer größeren bayerischen Statistik sind von 1000 Sterbefällen insgesamt 32,7 durch Gehirnschlag und 53,2 durch Krankheiten des Herzens bedingt. In einer über ein halbes Jahrzehnt ausgedehnten preußischen Statistik trafen auf 100000 männliche Personen 111 Sterbefälle an „Schlagfluß“, 42 Sterbefälle an Herzkrankheiten. In der gleichen Statistik trafen auf 100000 weibliche Personen 91 Sterbefälle an Schlagfluß und 47 an Herzkrankheiten. Auf 1 Million Lebender berechnet, starben während eines Jahrzehntes in England 88 männliche Personen (83 weibliche) an „rheumatischem Fieber und Herzaffektionen“, 323 (349) an Klappenfehlern, 23 (16) an Herzbeutelentzündung, 9 (7) an „Herzhypertrophie“, 30 (15) an Angina pectoris, 61 (47) an Herzlähmung, 45 (12) an Aneurysma.

In verschiedenen Ländern ergeben sich verschiedene Häufigkeitsziffern für Herzkrankheiten. So starben während des Zählungszeitraumes von 100000 Einwohnern in Österreich 79 an Herzkrankheiten, in der Schweiz 85, in Belgien 163, in den Niederlanden 54, in England 44, in Schottland 154, in Italien 152. Man muß sich hüten, hier gewaltsam Ursachen für die Verschiedenheiten aufzufinden, die in Wirklichkeit nicht vorhanden sind.

Die Herzkrankheiten stehen als Todesursache an Häufigkeit im Vergleich mit anderen Krankheiten ziemlich weit voran. So trafen in Österreich bei der Durchschnittsberechnung eines Jahrzehntes auf 100000 Einwohner Todesfälle an Tuberkulose 345, an Lungenentzündung 228, an „angeborener Lebensschwäche“ (worunter verschiedene Krankheiten der ersten Lebenstage mit inbegriffen sind) 188, an Diphtherie (das war vor allgemeiner Durchführung der Diphterieheilserumbehandlung) 100, an Herzkrankheiten 79. Herzkrankheiten kamen hier also an fünfter Stelle.

Von den Jahreszeiten ist es der Winter, der die meisten Opfer an Krankheiten des Kreislaufsystems fordert. Die Monate November bis Mai weisen die meisten Todesfälle daran auf, während Juni bis Oktober eine deutliche Abnahme zeigen. Es hängt das zum Teil mit dem Mangel an frischer Luft und körperlicher Bewegung im Winter zusammen, bei manchen Herzkrankheiten auch mit der erhöhten Neigung zur Erwerbung gefährlicher Krankheiten der Atmungsorgane.

In wohlhabenden Kreisen ist eine etwas höhere Sterblichkeit an Krankheiten des Kreislaufsystems festzustellen als bei armen Leuten. Das hängt vielleicht mit der Ursache der üppigeren Lebensweise zusammen. In der Stadt sind Herzkrankheiten häufiger als auf dem Lande, was mit der Hast des Lebens dort, mit dem größeren Alkoholverbrauch und anderen unzuträglichen Vergnügungen zusammenhängt. Von den einzelnen Konfessionen weisen die Juden die verhältnismäßig geringste Zahl an Herzkrankheiten-Todesfällen auf.

Die meisten Herzklappenfehler entstehen zwischen dem 15. und 30. Lebensjahr. Vor dem 10. Lebensjahr sind erworbene Klappenfehler selten. Von den einzelnen Klappenfehlern ist der weitaus häufigste die Mitralinsuffizienz, nach ihm kommt an Häufigkeit die Insuffizienz der Aortenklappen. Bedeutend geringer ist schon die Anzahl der Fälle mit vereinter Mitralinsuffizienz und Mitralstenose oder vereinter Mitralinsuffizienz und Aortenklappeninsuffizienz. Reine Mitralstenose allein kommt verhältnismäßig nicht sehr oft vor, und die anderen Klappenfehler bilden Seltenheiten.

Das Aneurysma der Aorta entwickelt sich meistens zwischen dem 40. und 60. Lebensjahr. Es überwiegt bei Männern bedeutend. In Deutschland ist es, wie Romberg mitteilt, eine verhältnismäßig seltene Erkrankung, während das Gegenteil in England der Fall ist, auch in den russischen Ostseeprovinzen und in Schweden. Von 320 Todesfällen der englischen im Lande stehenden Armee infolge von Herzkrankheiten waren 138 nach statistischen Aufzeichnungen durch Aneurysmen verursacht, von 1346 invalidisierten Soldaten wurden 35 wegen Aneurysma verabschiedet. Eine Ursache für diese in den einzelnen Ländern verschiedene Häufigkeit ist nicht anzugeben. Zur endgültigen Beurteilung wäre auch ein weit ausgedehnteres Zahlenmaterial erforderlich, als es bisher dafür vorliegt.

Arteriosklerose befällt weitaus mehr Männer als Frauen. In einer Krankenhauszusammenstellung werden unter den Arteriosklerotikern 63,3% Männer und 36,7% Frauen angegeben, in einer Zusammenstellung aus der Privatpraxis sogar 78% Männer und nur 22% Frauen.

Es ist klar, daß eine so häufige Erkrankungsursache, wie sie Herz- und Gefäßkrankheiten darstellen, von großer Bedeutung für die allgemeine Gesundheitsentwicklung eines Volkes darstellen. Wo es gelingt, durch geeignete Maßnahmen: Bekämpfung der Infektionskrankheiten, Zurückdrängung von Syphilis und Alkoholismus usw., sowie durch persönliche Körperertüchtigung die Möglichkeit der Erkrankung herabzusetzen, da werden nicht nur zahlreiche Menschenleben gewonnen und gesund erhalten, sondern auch große wirtschaftliche Werte der Allgemeinheit gerettet. Denn wenn der Volkswirtschaftler rein rechnungsmäßig die Summe zieht, die durch die Herzkrankheiten und die dadurch verursachte Erwerbsunfähigkeit jedes Jahr unnütz vertan und in den Rachen des großen Moloch: Krankheit geworfen wird, so findet er einen ungeheuren Betrag an direkten und indirekten Verlusten. Schon aus solcher rein volkswirtschaftlicher Auffassung ergibt sich die Notwendigkeit, alles aufzubieten, um durch geeignete und rechtzeitige Fürsorge jene Herzkrankheiten zu verhüten, die vermieden werden können, die bereits erwobenen aber in möglichst gut erträglichem Zustand zu halten. Nicht durch ärztliche Tätigkeit allein kann hier geholfen werden. Und manches ist unvermeidbar. Aber viel kann gebessert werden, wenn das ganze Volk in Verstehen und Wissen selbst mithilft, sich vor Krankheiten zu behüten, soweit sie zu vermeiden sind.

12. Verhütung von Herz= und Gefäßkrankheiten.

Die Besprechung der Ursachen von Herz- und Gefäßkrankheiten gab bereits Gelegenheit, indirekt auf die Möglichkeit ihrer Verhütung hinzuweisen. Nicht in allen Fällen nützt das Wissen um die Ursachen auch zur Vermeidung. Wäre das so, so wären verschiedene Krankheitsgruppen heute schon endgültig ausgerottet. Manche Infektionskrankheiten sind oft unvermeidbar. Das Bemühen aller Gesundungsfürsorge muß jedenfalls darauf gerichtet sein, die Gelegenheit zur Erwerbung einer Infektionskrankheit herabzumindern. Diesem Ziel muß von mehreren Seiten her nachgegangen werden.

Die Verhütung von Herz- und Gefäßkrankheiten muß zunächst danach trachten, die Gelegenheit zu ihrer Erwerbung zu vermeiden. Eine Infektion mit Diphtherieerregern, Scharlachkeimen usw. wird oft ohne Wissen des Gefährdeten zustande kommen. In anderen Fällen läßt sich die Bedrohung aus beruflichen Gründen nicht hintanhalten. Aber sehr oft ist es möglich, durch bedachte Lebensführung eine Erkältung zu vermeiden, die erst den Boden zur Ausbreitung der Krankheit vorbereitet. Nicht durch Verweichlichung wird man diesem Ziel näher kommen, nicht durch ängstliches Bewahren vor jeder kalten Luft, sondern durch systematische Abhärtung von Jugend auf. Schon die Kinder müssen abgehärtet werden, d. h. ihre Hautgefäßnerven geübt, rasch auf neue Kälte- oder Wärmereize durch Zusammenziehung und Ausdehnung zu antworten und damit die Körperwärme jeweils der Außentemperatur geeignet anzupassen. Diese Abhärtung muß aber in vernünftiger Weise vorgenommen werden, viel mit frischer Luft — freilich stets unter genügend warmer Kleidung — und wenig mit kaltem Wasser. Der dauernde Gebrauch kalter Bäder und Abduschungen bekommt einzelnen Menschen gut; für die Mehrzahl bringt er Schädigungen mit sich, auch solche des Herzens. Die furchtbare Mode, Kinder zur Abhärtung jeden Morgen in eine Badewanne mit leitungskaltem Wasser zu stecken und die Zitternden und klugerweise sich Wehrenden darin einige Minuten festzuhalten, ist jetzt glücklicherweise wieder außer Gebrauch gekommen. Sie hat vielen Kindern sehr geschadet.

Gelenkrheumatismus, dessen ungünstige Folgen namentlich für die Herzklappen wir kennen gelernt haben, läßt sich schon deshalb schwer vermeiden, weil oft seine Ursache nicht feststellbar ist. Häufig liegt seinem Auftreten irgend eine verborgene Eiteransammlung im Körper zugrunde; Wiederholungen des Gelenkrheumatismusanfalles werden solange nicht aufhören, als die versteckte Eiterquelle nicht aufgefunden und entfernt ist. Wenn ein Eiterherd in einer oder beiden Gaumenmandeln verborgen liegt, muß eine Ausschälung der Mandeln vorgenommen werden. Ständig wiederkehrende Anfälle von Gelenkrheumatismus werden oft durch diesen Eingriff ganz zum Verschwinden gebracht und damit auch eine Gefahr für das Herz ausgeschaltet. Auch eine Eiterung in einer Nebenhöhle der Nase, in einem Zahn usw. kann lange der Aufmerksamkeit entgehen und die Quelle für dauernde Nachschübe an gelenkrheumatischen Anfällen bilden.

Vermeidbar in allen Fällen ist die Schädigung des Herzens und der Gefäße durch Alkoholmißbrauch. Im Alkoholgewerbe ist manches besser geworden, seit die unbegrenzte Trinkmöglichkeit der Bierbrauer usw. durch entsprechenden Barlohn, wenigstens zum Teil, abgelöst ist. Es hieße das Kind mit dem Bade ausschütten, wollte man ein gänzliches Verbot von Alkohol in jeder Form fordern. Es ist richtig, daß viele Menschen kein Maß halten können und durch mäßigen Alkoholgenuß leicht zu unmäßigem verleitet werden können. Dadurch werden sie zum Schaden für sich selbst wie für die Allgemeinheit. Aber geringe Mengen Alkohol, namentlich wenn sie nicht gewohnheitsmäßig, d. h. täglich, genommen werden, können keinen Schaden an Herz- und Gefäßsystem anrichten. Allerdings: der Mann, der in die Sprechstunde kommt und erklärt, er trinke „fast gar nichts" und bei dem sich auf näheres Befragen herausstellt, daß er täglich einen Liter Wein („ein leichtes Weinchen") trinkt und dazu noch 1—2 Liter Bier („nicht einmal zwei Maß"), der braucht sich über seine ausgeprägte Arteriosklerose nicht zu wundern. Das ist nämlich ein typischer Gewohnheitstrinker, und wenn es ja auch wirklich gerade genug Leute gibt, die noch mehr trinken, so genügt doch die angegebene Menge („fast gar nichts") mehr als vollkommen, um alle Folgen einer chronischen Alkoholvergiftung herbeizuführen.

Auch der Mißbrauch von Nikotin, von starkem Kaffee und Tee und die dadurch entstehenden Herz- und Gefäßschädigungen lassen sich bei ernstlichem Willen durchaus vermeiden. Von besonders ungünstigem Einfluß ist dabei, wie bereits erwähnt, das gewohnheitsmäßige Inhalieren des Rauches.

Zur Vermeidung der Syphilis gibt es nur zwei sichere Wege: Enthaltung von jedem außerehelichen Geschlechtsverkehr und damit in Zusammenhang stehend, die Frühehe. (Abgesehen sei dabei von jenen unglücklichen Zufällen, wo eine Syphilis durch ein Rasiermesser, ein unsauberes Glas und ähnliche Berührungen mit Syphiliserregern übertragen wird.) Alle die vielen Schutzmittel beim außerehelichen Verkehr schützen nur in einem Teil der Fälle, auch das bestempfohlene gibt keine absolute Gewähr. Ist eine Ansteckung erfolgt, so darf man sich niemals mit dem Gedanken trösten: das wird schon wieder gut werden, oder darf auf den Rat „sachverständiger" Freunde sich einer „Selbstbehandlung" unterziehen. Bei einer Syphilis handelt es sich um ein ernstes, Gesundheit und Leben mit der Zeit bedrohendes Allgemeinleiden. Herz und Gefäße, Gehirn und andere inneren Organe werden allmählich von den Syphiliserregern in Mitleidenschaft gezogen. Das Tragische daran ist nun, daß fast alle diese lebensbedrohenden Schädigungen durch die Krankheit zu vermeiden sind, wenn rechtzeitige und richtige Behandlung einsetzt, und daß nur die Unwissenheit und Leichtherzigkeit vieler Menschen daran schuld ist, wenn sie viele Jahre nach der Ansteckung an so schweren Folgeerscheinungen erkranken.

Rechtzeitige Behandlung heißt dabei frühe Behandlung. Ein Erkennungszeichen für die Syphilis bildet bekanntlich unter anderem das Auftreten der sogenannten „Wassermannschen Reaktion" im Blutserum, in der Blutflüssigkeit. Unter dem Einfluß der Syphiliserreger bilden sich im Blutserum Stoffe, die bei der Untersuchung ein anderes Verhalten des Serums veranlassen als bei dem Serum eines Gesunden. Die Wassermannsche Reaktion auf Syphilis tritt aber nicht unmittelbar nach der Ansteckung auf, sondern erst einige Wochen später. Aus ihrem Vorhandensein und gegebenenfalls aus ihrem Verschwinden darf auf das Vorhandensein einer Syphilis, bzw. ihre Besserung geschlossen werden. In dieser ersten Zeit, da noch keine Allgemeininfektion des Körpers eingesetzt hat, muß wirksame Behandlung durchgeführt werden. Nach Rombergs Angabe kann Herzschädigungen durch eine syphilitische Ansteckung jetzt mit Sicherheit durch die gewissenhafte, gründliche Bekämpfung der Krankheit unmittelbar nach der Infektion möglichst in den noch Wassermann-Reaktionfreien ersten sechs Wochen und in den ersten Jahren danach vorgebeugt werden. Darum ist es auch ein so großes Unglück, daß manche Menschen sich in solchen Fällen nicht vom Arzt behandeln lassen, der allerdings um eine umständlichere Kur nicht herumkommt, sondern von einem Kurpfuscher, der verspricht, auf einfachste und kürzeste Weise die Krankheit zu beseitigen. Eine so schwere Drohung, wie sie eine Syphilis bedeutet, kann niemals auf eins, zwei, drei weggeblasen werden, sondern sie bedarf eingehender Behandlung. Es muß die Überzeugung eintreten, daß die Syphiliserreger restlos aus dem

Körper entfernt sind, erst dann ist ein Ende der Kur gegeben. Geht man so vor, so können Schädigungen des Herzens und der Gefäße, namentlich der Aorta, durch die Syphiliserreger, wie sie zwar früher zustande kommen, aber oft erst nach Jahrzehnten ihren Ausdruck finden, vermieden werden.

Es ist deshalb so wichtig, die Syphilisbehandlung hier ausführlich in den Vordergrund zu schieben, weil bei ihr ein aktives Vorgehen Aussicht auf Erfolg verspricht. Das Übergreifen auf das Herz und die Gefäße kann bei ihr auch nach erfolgter Ansteckung noch vermieden werden. Die Syphilis bzw. die heute bereits mögliche Behandlung dieser Krankheit unterscheidet sich darin wesentlich von mancher anderen Infektionskrankheit, bei der das Übergreifen auf das Herz nicht verhindert werden kann. Immerhin wird auch bei anderen Infektionskrankheiten das Wissen um die Gefährdung manche Schädigung vermeiden lassen und dadurch das Herz bewahren. So bedroht ein Gelenkrheumatismus, bei dessen Behandlung nicht von vornherein Rücksicht auf das Herz genommen wird, das Herz eher, als wenn keine mögliche Vorsicht versäumt wird; ein Diphtheriekranker, der zu früh das Bett verläßt, ist leichter einer Herzmuskelschädigung ausgesetzt als der Kranke, der seine Ungeduld infolge des Wissens von der Gefahr bezwingt. Auch so wird sich trotz aller Vorsicht nur ein Teil der Fälle von Übergreifen derartiger Infektionskrankheiten vermeiden lassen, aber dieser Teil rechtfertigt auch die vergeblich unternommenen Bemühungen.

Berufsschädigungen wie Bleivergiftung bei Buchdruckern, Anstreichern usw. lassen sich zum Teil vermeiden und damit die weiteren schädlichen Folgen auf das Herz hintanhalten. Den Bemühungen der Gewerbehygiene sind — zum Teil auch durch internationale Vereinbarungen — auf diesem Gebiete wichtige Fortschritte zu verdanken. Die von der öffentlichen Gesundheitsfürsorge angeordneten Vorschriften müssen freilich durch persönliche Einordnung und Mithilfe der Gefährdeten unterstützt werden, wenn sie zur richtigen Wirksamkeit gelangen sollen.

Die Vermeidung der für das Herz auf die Dauer so schädlichen körperlichen Überanstrengung muß schon bei der Berufswahl einsetzen. Ein schwächliches Kind darf nicht deshalb zum Schmied ausgebildet werden wollen, weil der Vater vielleicht Schmied ist. Solche Dinge können nicht gut ausgehen, auch wenn sie eine Zeitlang vielleicht fortzuführen sind. Unter Umständen kann sich bei überanstrengenden Berufen noch in späten Jahren ein Berufswechsel nötig erweisen. Sexuelle Überanstrengung wirkt besonders ungünstig auf nervöse Herzbeschwerden ein. Ältere Männer, die eine junge Ehe eingehen, erleiden da oft schweren Schaden. Auch die Onanie, die Selbstbefleckung, greift infolge ihrer Ausartung ins Übermaß das Herz oft fühlbar an, — wie überhaupt diese Abirrung, wenn sie auch keineswegs zu Rückenmarksleiden und anderen organischen Erkrankungen führt, in jeder nervösen Hinsicht eine schwere Belastung bedeutet. Auch plötzliche Überanstrengung des Herzens bei sportlichen Veranstaltungen, ferner bei dem der Berge nicht Gewöhnten, der ohne Training gleich mit anstrengenden Hochtouren beginnt usw., bringen durchgreifende Herzschädigungen mit sich. Hier wie überall muß daher mit Maß vorgegangen werden.

Die Arteriosklerose, d. h. ihre frühzeitige und übermäßige Ausbildung, läßt sich in zahlreichen Fällen durch Vermeidung der sie bedingenden Ursachen verhüten. Auch die Entstehung anderer Gefäßschädigungen, venöser Erweiterungen, Krampfaderbildung wird durch Vermeidung der Ursachen, wie sie im einzelnen bereits besprochen wurden, oft hintangehalten. Besonders wichtig ist zur Verhütung von Hämorrhoidenbildung die Vermeidung allzu heftigen Pressens bei der Darmentleerung. Gegebenenfalls muß durch geeignete Kost und andere Maßnahmen Sorge für regelmäßige und leichte Darmentleerung getragen werden.

Da, wo eine persönliche Disposition (Veranlagung) zu Herz- und Gefäßkrankheiten besteht, ist es notwendig, ihr nach Kräften entgegenzuarbeiten. In Familien, in denen die Neigung zu derartigen Erkrankungen erblich ist, muß von früher Jugend auf bewußte Ertüchtigung des scheinbar ganz gesunden wie des schwächlichen Kindes getrieben werden. Es gibt genug derartige Fälle, wo schwachgeborene Kinder aus erblich belasteter Familie durch methodisches, zielbewußtes, natürlich niemals übertriebenes Körpertraining allen sie später anfallenden Krankheitsgefahren siegreich widerstanden. Die Worte „erblich belastet" sind kein Zeichen zu müder Resignation, zu verzichtendem Hände-in-den-Schoß-legen, sondern ein Weckruf zu doppelter Aufmerksamkeit und rechtzeitiger Überwachung! Werden in methodischem Fortschreiten Muskeln und alle Glieder gekräftigt, so erstarkt gleichzeitig auch der Herzmuskel.

Dazu können sportliche Übungen dienen, Turnen, Turnspiele, Bewegungsübungen im Freien, Wandern und Schwimmen, Bergsteigen, Tennis, Reiten und Schlittschuhlaufen. Radfahren und Rudern verleiten den Unvernünftigen leicht zu Überanstrengung des Herzens, in mäßiger Weise betrieben, sind sie so gut wie jede andere Körperübung. In den Schuljahren, der wichtigsten Entwicklungszeit des Körpers, muß unbedingt für reichliche Körperübung und Bewegungsfreiheit gesorgt werden. Es wird keinem Züchter einfallen, seine jungen Tiere während der Aufzuchtzeit in den Stall zu sperren. Er wird das höchstens dann tun, wenn er ihre inneren Organe verkümmern, verfetten lassen will (bei der Fettmast). Sonst läßt er sie sich frei und unbehindert auf der Wiese tummeln. Das Herz und die anderen Organe des kindlichen Körpers können sich in gleicher Weise nur entwickeln, wenn sie nicht in die enge — oder auch weite — Schulstube ständig gesperrt sind. Kinder im Entwicklungsalter müssen viel Gelegenheit zu Bewegung und Freiregen haben, das ist wichtiger für die körperliche und damit auch die geistige Entwicklung als Erziehungsmethoden, wie sie jetzt glücklicherweise zu veralten beginnen. Bei einem Kind, das vormittags und nachmittags viele Stunden lang in die Schulbank gepreßt ist, dann noch zu Hause Aufgaben für die Schule machen, womöglich noch ein Instrument erlernen soll, bildet sich oft eine mangelnde Widerstandsfähigkeit wie anderer Organe so auch des Herzens aus, die das Kind im späteren Leben gegenüber andringenden Schädlichkeiten wehrlos macht. Kinder sollen etwas lernen, das ist selbstverständlich. Aber vor allem soll ihr Körper lernen, sich nach Möglichkeit auszubilden und widerstandsfähig zu werden. Beides läßt sich vereinigen, wenn nicht eine unvernünftige Lern- und Schulordnung das Körperliche in Kurzsichtigkeit in den Hintergrund drängt. Eine tägliche obligatorische Stunde für Körperübungen in der Schule ist zu fordern. Sie soll in der Hauptsache aber Bewegungsspielen dienen, nicht einem allzu mechanischen Turnbetrieb. Sport in den Entwicklungsjahren ist immer ein zweischneidiges Schwert. Wird er übertrieben, so schädigt er das Herz wesentlich stärker als bei der Übertreibung des Erwachsenen.

Die Erziehung zu nervengesunden Menschen bewahrt das Herz vor Schädigungen, wie sie Aufregungen, Zorn und Gram unvermeidlich mit sich bringen. Vielen Menschen ist eine heitere Sinnesart angeboren, sie nehmen nichts über Gebühr ernst, manches sogar etwas weniger, kommen rasch über unangenehme seelische Entwicklungen hinweg. Es ist das eine Veranlagung, die Herz wie andere Organe in willkommener Weise entlastet. Sie läßt sich nicht herbeizaubern. Aber was sich tun läßt, das ist auch bei jenen, die von schwererer gemütlicher oder nervöser Veranlagung sind, durch Selbsterziehung, durch systematische Heranbildung des Willens die nervenerzeugten Schädlichkeiten nach Möglichkeit auszuschalten oder einzuschränken. Nicht alle, aber viele Aufregungen sind vermeidbar, zumal für jenen, der bewußt seine Reizbarkeit und Schwäche erkannt hat und ihr entgegenarbeitet. Nervöse Herzstörungen, die den Befallenen so besonders heftig peinigen, lassen sich dadurch auf ein Geringstmaß an Häufigkeit und Heftigkeit herabmindern. Auch ein seelisches „Training" ist nötig so gut wie ein körperliches, und auch das seelische Training muß vor allem bei jenen einsetzen, die von vornherein verminderte Widerstandskraft zu besitzen scheinen.

Manche Berufe sollen vermöge der Aufregungen, die mit ihnen zusammenhängen, besonders leicht zu Herzstörungen führen, vorhandene steigern. Man sagt das von Rechtsanwälten, von Ärzten, von Kaufleuten, Börsenleuten usw. Verantwortungsbewußtsein und geistige Überanstrengung lassen hier oft auch nach der eigentlichen Berufszeit nicht zur Ruhe kommen und verursachen durch ihr fortgesetztes Einwirken schließlich fühlbare Beschwerden. Bei genauerem Zusehen wird sich aber oft zeigen, daß es nicht eigentlich die geistigen Aufregungen sind, die zu den Herzstörungen führen, sondern andere Dinge, die nur mittelbar damit zusammenhängen. So bekommt der Börsenmann, der in aufregender Zeit viel Sitzungen abzuhalten hat und dabei ständig raucht, seine Herzbeschwerden nicht von der Aufregung, sondern von der Einwirkung der gesteigerten Nikotinmenge. Und der Arzt, der viel Geburten hintereinander zu leiten hat, bekommt seine Herzbeschwerden nicht durch damit verbundene seelische Aufregungen, sondern durch den ständigen Schlafentzug, dem er wochenlang ausgesetzt ist. Sind die wirklichen Ursachen in solchen Fällen einmal erkannt, dann sind sie auch leichter zu bekämpfen, wenn auch aus beruflichen Gründen nicht immer ganz auszuschalten.

Wer, kurz und gut, die Möglichkeiten einer Verhütung von Herz- und Gefäßkrankheiten überblickt, der wird wohl fragen: also es handelt sich mit einem Wort um eine allgemeine gesunde Lebensweise?

Und damit hat er das Wesentliche getroffen.

13. Lebensführung bei krankem Herzen.

Die Aufgabe der Lebensführung bei krankem Herzen heißt: Erhaltung und Unterstützung der Kompensation. Die Lebensführung muß darauf eingerichtet sein, die Aufgabe des Herzens möglichst zu entlasten. Anderseits muß sie ständig im Auge behalten, wie der Herzmuskel gekräftigt werden kann. Wo Erscheinungen der Dekompensation eintreten, — und in gewisser Beziehung gehört schon die Atemnot bei zu raschem Stiegensteigen dazu —, muß geeignete Lebensführung die Kompensation wieder herstellen. Das ist oft nur unter dem energischen Antrieb geeigneter Medikamente rasch wieder möglich.

Die Lebensführung bei krankem Herzen muß in Geduld und Konsequenz ausgebaut werden. Sie muß zur zweiten Natur werden. Ihre etwaigen Besonderheiten dürfen, nachdem sie einmal ausgedacht, ausprobiert und eingeführt worden sind, gar nicht mehr zum Bewußtsein kommen. Sie wickeln sich ganz selbstverständlich ab. Nur Abweichungen und Übertretungen fallen auf. Diese müssen mit schlechtem Gewissen erfüllen, — wie der Junge nur mit Gewissensbissen das elterliche Verbot übertritt und heimlich die erste Zigarre raucht. Über die eintretenden schlimmen Folgen wird er sich so wenig wundern wie unangenehme Erscheinungen dem Herzkranken, der wider besseres Wissen gegen die Regeln seiner Lebensführung gesündigt hat, überraschend kommen dürfen.

Richtige Lebensführung ist das A und das O der ganzen Herzkrankheitenbehandlung. Der Arzt allein kann nichts machen. Er kann vorübergehend mit Pulvern und Spritzen das erlahmende Herz wieder in die Höhe bringen, daß es aber dauernd trotz organischer Veränderungen seine Aufgabe so gut erfüllt wie ein gesundes Herz, das kann der Arzt nicht herbeizaubern. Die Mithilfe des Kranken ist unentbehrlich. Seine Erziehung durch den Arzt und vor allem durch sich selbst, durch seinen Willen und seine Einsicht, muß am ersten Tag einsetzen, da das Vorhandensein eines Herzfehlers festgestellt wird.

Darum muß der Kranke wissen, was ihm fehlt. Er muß Bescheid über die Art seiner Krankheit wissen. Es ist natürlich zwecklos, ihn über alle Einzelheiten der anatomischen Veränderungen aufzuklären; die sind ja dem Arzt oft selbst nur vermutbar. Aber es genügt nicht, einem Menschen mit einem Herzklappenfehler zu sagen, sein Herz sei etwas schwach. Im Augenblick wird er sich dadurch vielleicht beruhigt fühlen, auf die Dauer wird ein solcher fadenscheiniger Trost auch nicht nachhalten.

Ein blindes Führen durch den Arzt ist — wenn man es überhaupt für richtig anerkennen wollte, was sich sehr bezweifeln läßt — nur dort zu rechtfertigen, wo dadurch kein Schaden angerichtet wird. Der Herzkranke wird sich erst dann richtig benehmen können, wenn er den Ursprung und die Vermeidungsmöglichkeiten seiner Beschwerden kennt. Um so unbedenklicher kann dem Kranken hier die Wahrheit gesagt werden, als irgendein Grund zur Ängstlichkeit nicht besteht. Wir haben die Reservekräfte des Herzens, seine außerordentliche Anpassungsfähigkeit auch im Fall dauernder Erkrankung kennen gelernt und daraus die Überzeugung geschöpft, daß hier wohl zu staunen ist, aber nicht zu erschrecken. Das Staunen über die möglichen Hilfsmittel muß dazu führen, sie alle herbeizuziehen. Die erste Grundlage dafür ist das Wissen um das Vorhandensein der Krankheit. Daran schließt sich der Aufbau einer richtigen, zweckmäßigen Lebensführung an.

Dabei ist das Überraschende, daß die Lebensführung im allgemeinen gar nicht geändert zu werden braucht. Die Lebensführung des Herzkranken unterscheidet sich grundsätzlich keineswegs von der des Herzgesunden. Es handelt sich lediglich um die Vermeidung gewisser Übertreibungen, bestimmter Überlastungen, wie sie auch für das gesunde Herz nicht zu wünschen, für das kranke von direktem Nachteil sind.

Im Einzelfall wird der behandelnde Arzt entscheiden müssen, was zu beachten, was zu unterlassen ist. Immer aber wird die allgemeine Lebensführung bei den ärztlichen Anordnungen im Vordergrund stehen. Und dafür lassen sich allgemeine Grundsätze aufstellen. Bei den verschiedenen Arten der Herzkrankheiten kommt die Lebensführung im wesentlichen auf das gleiche heraus. In allen Fällen ist ja das Ziel die Vermeidung einer Neubelastung des Herzens, die Vermehrung und Ausbildung der vorhandenen Kräfte. Die Herzfehler sind im einzelnen nicht gleich zu bewerten. Ein Kranker mit einem gut kompensierten Klappenfehler kann sich eher einmal etwas Unzuträgliches erlauben als ein Mann mit krankem Herzmuskel, bei dem also der motorische Antrieb selbst nicht in Ordnung ist.

Aber bei beiden soll die notwendige Beschränkung gewahrt bleiben. Ein Herzkranker ist kein Kind, das sich blind gehen und von seinen Gelüsten führen läßt. Und auch dem herzkranken Kind muß von Anfang der Weg gewiesen werden, der ihm einzig zuträglich ist.

Ernährung.

Die Ernährung des Herzleidenden muß hinreichend sein. Es ist schwierig, in Ernährungsfragen allgemeingültige Ratschläge zu geben. Denn wirtschaftliche Schwierigkeiten bereiten gesundheitlichen Notwendigkeiten oft unüberwindliche Hindernisse. Das war schon immer so und hat der Bekämpfung aller Krankheiten stets Widerstand geleistet (man denke nur an die Tuberkulose).

Nach Möglichkeit muß aber wenigstens das Erreichbare angestrebt werden.

Ein Herz, das infolge einer Erkrankung im Umbau begriffen ist, muß mit der Nahrung die notwendigen Stoffe zugeführt bekommen. Andernfalls wird die Umgestaltung nur ungenügend eintreten können. Ein krankes, gut kompensiertes Herz bedarf der ständigen Kräftezufuhr, soll es den gestellten Aufgaben gerecht werden. Es ist besser, hochwertige, nährstoffreiche Nahrungsmittel zu nehmen, denn bei ihnen bedarf es zur Erzielung gleicher Wirkung geringerer Mengen. Dadurch wird für den Kreislauf eine Entlastung geschaffen. Gemischte Kost ist am zuträglichsten. Der Mensch ist — schon dem Bau seiner Zähne und seines Darmes nach — für gemischte Kost geschaffen. Die Idee, daß Fleischgenuß als solcher schädlicher sei als etwas anderes, ist unrichtig. Übermaß von Fleisch wird man vermeiden, insbesondere fettreiche Fleischarten erweisen sich nicht immer als zuträglich. Speisen, die Blähungen im Darm hervorrufen (Sauerkraut, Kohl, Bohnen), verursachen durch die Auftreibung des Darmes und den Druck auf das Zwerchfell öfters unangenehme Druckempfindungen am Herzen; sie sind darum nicht zu empfehlen. Milch ist für Herzkranke sehr bekömmlich. In Fällen, in denen es auf die Flüssigkeitsmenge ankommt, muß aber ihre Menge mit berechnet werden.

Eine allzu reichliche Ernährung des Herzkranken würde dem angestrebten Ziel möglichster Entlastung nicht gerecht werden. Viele Herzkranke verspüren nach der Einnahme einer größeren Mahlzeit ein unangenehmes Druckgefühl in der Herzgegend, Herzklopfen, Atemnot oder Beklemmungsempfindung. Der gefüllte Magen drückt hier offenbar auf das Zwerchfell und indirekt auf das Herz. Solchen Beschwerden ist leicht durch Verteilung der Ernährung auf mehr und kleinere Einzelmahlzeiten abzuhelfen. Die unangenehmen Empfindungen verschwinden dann häufig augenblicklich.

Eine Entfettungskur ist immer eine schwierige Sache. Bei Gesunden und ganz besonders bei Herzkranken soll sie nur unter ärztlicher Leitung vorgenommen werden. Es ist unglaublich, wie leichtherzig hier oft vorgegangen wird und wie schwere Schädigungen entstehen können, — eigentlich ohne Grund. Denn oft ist eine Abnahme des Körpergewichtes gar nicht so wünschenswert. Nur gesundheitliche Gründe, nicht „Schönheitsbedürfnis" zeigen eine Notwendigkeit an. Oft ist schon genug erreicht, wenn durch geeignete Ernährung und Körperübungen weitere Zunahme des Gewichtes vermieden wird. Bei jüngeren Personen wird man sich noch eher zu einer Abmagerungskur entschließen als bei älteren. Keinesfalls ist es erforderlich, daß der Kranke mehr an Gewicht abnimmt, als daß die durch den Fettüberfluß hervorgerufenen (Atem- usw.) Beschwerden beseitigt sind. Und immer ist als oberster Grundsatz festzuhalten, eine etwaige Abmagerung nur ganz langsam und vorsichtig, niemals rasch und gewaltsam eintreten zu lassen. Mit „zehrenden" Medikamenten oder scharfen Abführmitteln (auch Trinkkuren) wird man dem Kranken Schaden bringen.

Die Flüssigkeitszufuhr bedarf bei allgemein mäßiger Lebensweise und gut kompensiertem Herzen keiner Einschränkung. Eine solche wird von vielen Leuten besonders unangenehm empfunden. Sie soll daher nur im Notfall angeordnet werden. $2\frac{1}{2}$ Liter Flüssigkeit am Tage wird im allgemeinen ohne Schaden vertragen. Dabei ist Kaffee, Suppe, Milch inbegriffen.

Die Ernährung muß auch auf die Möglichkeit regelmäßiger und ausreichender Darmentleerung Rücksicht nehmen. (Es ist das nicht anders wie beim Gesunden; heftige Preßbewegungen setzen das Herz einer starken Anstrengung aus, die hier besonders vermieden werden soll). An Medikamente sollte man sich zu ihrer Unterstützung nicht gewöhnen, ihre Wirkung läßt auch bald nach. Gemüse, Obst und Kompott in der Kost, Obst am besten vor dem Schlafengehen oder morgens nüchtern, regen die Darmtätigkeit an, Schwarzbrot, Butter fördern sie. Ein einfaches Mittel zur Anregung langsamer Darmtätigkeit ist das Trinken eines Glases kalten Wassers morgens nüchtern. Nötigenfalls wird man statt Brunnenwasser mittags und abends einen Sauerbrunnen trinken. Die Darmentleerung sollte womöglich immer um die gleiche Zeit stattfinden: die Gewöhnung des Darmes an Ordnung in dieser Beziehung unterstützt alle anderen Maßnahmen in besonderem Grade.

Genußmittel.

Der Genuß alkoholhaltiger Getränke ist zu strenger und bewußter Mäßigkeit einzuschränken. Das erfordert die unmittelbare Einwirkung des Alkohols auf das Herz, es erfordert auch die Notwendigkeit der Entlastung von unnützen Flüssigkeitsmengen. So konzentrierte Alkoholgetränke wie Schnaps, Rum usw. sind auf jeden Fall von Schaden. Leichte Weine (1 Glas) oder Bier ($\frac{1}{2}$ Liter) werden dem gut kompensierten Herzen nicht schaden, sind aber immer auch bei dem gewöhnten Patienten zu entbehren. Man wird da nicht allzu streng vorgehen, namentlich bei älteren Personen nicht. Aber eine Notwendigkeit zu Alkoholgenuß besteht niemals. Größere Gelage, aber auch scheinbar geringes Überschreiten der zuträglichen Menge können unvermutet rasch schwere Dekompensationserscheinungen herbeiführen.

Auch Rauchen muß auf ein Mindestmaß eingeschränkt, Zigarettenrauchen ganz unterlassen werden. Viele Herzkranke, die ehemals leidenschaftliche Raucher waren, haben gänzlich darauf verzichtet und vermissen es nicht im geringsten. Gänzliche Entziehung ist hier zum Teil leichter durchzuführen als Einschränkung. Schwere Importen, Virginias usw. sind ganz zu meiden.

Zu einer grundsätzlichen Enthaltung von Kaffee und Tee liegt kein Anlaß vor. Es gibt gute Ersatzgetränke für Kaffee, die gern genossen werden und infolge ihres geringen oder ganz fehlenden Gehaltes an Koffein keine Beschwerden verursachen. Aber auch nicht zu starker Bohnenkaffee wird in der Regel (2—4 Tassen am Tag) gut vertragen. Die Entbehrung der durch ihn gespendeten Anregung fällt vielen Leuten schwer. Tritt wirklich Herzklopfen auf oder eine ähnliche unangenehme Empfindung, so muß der Kaffee eben entsprechend schwächer gemacht oder durch den leichter verträglichen Tee ersetzt werden.

Körperliche Arbeit und körperliche Bewegung.

Schwere körperliche Arbeit kann von einem kranken Herzen auf die Dauer (von Ausnahmen abgesehen) nicht durchgeführt werden. Die Reservekräfte des Herzens werden hier rasch aufgebraucht: Erscheinungen der Herzmuskelschwäche, der Dekompensation sind die Folge. Ein Beruf, der unbedingt sehr schwere körperliche Anstregungen in den Vordergrund stellt, wird meistens über kurz oder lang aufgegeben werden müssen oder zu einem schlimmen Ende führen.

Auch einmalige ungewohnte körperliche Anstregungen können auf lange Zeit hinaus schädigend auf das Herz wirken, ja sogar unmittelbar ein Versagen seiner Kraft herbeiführen. Vor ihnen muß sich der Herzkranke hüten. Sportliche Überanstrengungen, übermäßiges Tanzen, eine zu lang ausgedehnte Bergtour, ein vielleicht notwendiger Parforceritt, — das sind Dinge, die einem Herzkranken nicht erlaubt sind. Hier muß er sich bescheiden. Und hier ist es oft am schwersten, — viel schwerer beispielsweise als bei der Enthaltung von Genußmitteln, — den Unterschied gegenüber einem Gesunden nicht zu vergessen und sich auf die tatsächlichen Verhältnisse einzustellen. Der Herzkranke ist keineswegs zu Ruhe, körperlicher Untätigkeit und Verrosten verurteilt. Aber Überanstrengungen sind ihm nicht erlaubt, am wenigsten in älteren Jahren. Mancher plötzliche Todesfall in einem Ballsaal, auf einer Berghütte, ist der Außerachtlassung dieses wichtigen Gebotes zuzuschreiben. Auch heftige Schwitzkuren bilden eine körperliche Anstrengung, die auf ein krankes Herz nicht günstig einwirkt.

Zu hohes Treppensteigen bedeutet oft eine unangenehm fühlbare Belastung des Herzens. Die auftretenden Beschwerden: Atemnot, Herzklopfen, Schwindelgefühl, verschwinden nach dem Bezug einer niedriger gelegenen Wohnung.

Ausreichende körperliche Bewegung muß für eine systematische Übung und Kräftigung des Herzens sorgen. Bei Menschen, die körperliche Arbeit gewohnt sind, darf auch nach Feststellung eines Herzfehlers die körperliche Tätigkeit nicht einfach eingestellt werden. Das wäre grundfalsch. Umgekehrt muß bei Menschen, denen jede richtige Körperbewegung fehlt, methodische Übung geschaffen werden. Regelmäßige gymnastische Übungen, mit oder ohne Apparate, bewähren sich da meistens am besten. Denn sie sind am genauesten abzustufen, jederzeit abzubrechen, wenn die Anstrengung zu groß würde, und für jeden einzelnen individuell anzupassen. Bei der Durchführung der Übungen darf man sich nicht wörtlich an gedruckte Vorschriften halten, sondern sie müssen der Natur und Leistungsfähigkeit des Übenden gemäß abgeändert werden. Zu vermeiden sind in entsprechenden Fällen Übungen, die mit starkem innerlichen Druck einhergehen, wie Heben auf den Fingerspitzen, Rumpfbeugen, weil sie gegebenfalls zu Blutungen führen können. Am besten werden die Übungen immer morgens nach dem Aufstehen ausgeführt. Die regelmäßige, nicht übertriebene Bewegung kräftigt die Muskeln des ganzen Körpers und gleichermaßen das Herz.

Die Frage der sportlichen Betätigung von Herzkranken ist heuzutage von großer praktischer Bedeutung. Sie wird in einem gesonderten Abschnitt behandelt.

Geistiges und seelisches Verhalten.

Daß seelische Aufregungen Herzkranken besonders schaden, ist allgemein bekannt. Eine schlimme Nachricht, eine unerwartete Freudenbotschaft, ein jäher Zornesausbruch haben schon oft ein bereits geschwächtes Herz plötzlich versagen lassen. Die ersten Herzbeschwerden werden nicht selten im Anschluß an geistige Erregungen wahrgenommen, und ein daraufhin entdecktes Herzleiden — zu Unrecht — auf den Erregungszustand als Ursache zurückgeführt. Besonders ungünstig auf das Herz wirken lang fortgesetzte Aufregungen ein, die Tag und Nacht sich nicht aus dem Gedächtnis verdrängen lassen, ein langwieriger Prozeß, eine Ehescheidung. Derartige Dinge bringen ein bisher leistungsfähiges Herz oft sehr herunter, und es bedarf geraumer Zeit, bis es wieder auf die ehemalige Leistungsfähigkeit zurückgekehrt ist.

Vermeidung geistiger Überanstrengung, Vermeidung seelischer Erregung ist daher für Herzkranke unbedingt notwendig. Man kann nicht sagen: „ das ist leichter gesagt als getan!" Denn der gewissenhafte Arzt weiß, wie schwer im Leben derartige Notwendigkeiten durchzuführen sind, und wird sie darum nicht leichtherzig als notwendig bezeichnen. Aber es bleibt ihm keine andere Wahl: denn diese Vermeidung von Erregungen ist unbedingt erforderlich und muß nach Möglichkeit durchgeführt werden. Es werden sich immer wieder Fälle ereignen, die der Notwendigkeit nicht gerecht werden. Das Leben ordnet sich nicht den gesundheitlichen Notwendigkeiten unter. Aber in vielen Fällen können derartige Erregungen bewußt und absichtlich vermieden werden durch Selbsterziehung des Kranken wie durch richtiges Verhalten seiner Umgebung. Wer sich beim Kartenspielen aufregt, daß er blau und rot wird, weil sein Gegenspieler unabsichtlich einen falschen Zug getan hat, der muß sich das entweder abgewöhnen oder er darf nicht mehr Karten spielen. Wessen Herz den unvermeidlichen Aufregungen eines Prozesses nicht gewachsen ist, der soll keinen Prozeß führen, auch wenn er „sicher" ist, ihn zu gewinnen. Der gesundheitliche Nachteil derartiger Anspannungszustände ist viel größer als es die Befriedigung über das Rechtbekommen oder ein erlangter wirtschaftlicher Vorteil meistens sein kann. Viele Prozesse lassen sich vermeiden; ein Herzkranker sollte auf solche Dinge sich nach Möglichkeit nicht einlassen, selbst wenn damit ein vorübergehender Nachteil verbunden ist. Bei Leuten mit völlig kompensiertem Klappenfehler machen übrigens derartige Erregungen oft gar keinen weiteren Eindruck. Auch hier muß eben ganz individuell vorgegangen werden, und eines schickt sich auch nicht für alle Herzleidenden.

Hinreichender Schlaf ist ein wichtiger Bestandteil gesundheitlicher Lebensführung. Er ist lebensnotwendig, und hinter ihm müssen gesellschaftliche Verpflichtungen, betont und nötigenfalls merklich, zurücktreten. Manche beginnende Dekompensation bildet sich zurück, sobald wieder für genügend Schlaf und Ruhe gesorgt wird.

Beruf.

Es ist praktisch im allgemeinen nicht möglich, in vorgerücktem Alter einen Beruf aufzugeben, weil ein vorhandenes Herzleiden Dekompensationsstörungen hervorgerufen hat. Wenn es sich nicht um ausgesprochen schwere körperliche Arbeit handelt, ist aber ein solcher Berufswechsel auch nicht erforderlich. Unter Ruhe und geeigneter Behandlung bilden sich die Dekompensationserscheinungen wieder zurück. Dann gilt es, jene Grenze der Berufstätigkeit herauszufinden, bis zu der das Herz noch leistungsfähig ist. Nahezu immer gelingt es, auch in schwereren Fällen, einen Weg zu finden, der Beruf und Herzleiden vereinen läßt. Praktisch ist es auch fast stets durchführbar, einzelne besonders anstrengende Zweige des Berufes ausfallen und durch andere durchführen zu lassen. In manchen Fällen ist das gar nicht notwendig. In anderen muß es sein, soll nicht der Berufstätigkeit bald ganz ein Einhalt geschehen.

Jüngere Personen, die herzkrank sind, werden bei der Berufswahl noch auf gesundheitliche Erfordernisse Rücksicht nehmen können. Berufe, die körperlich oder geistig besondere Anstregungen erfordern, sind im allgemeinen nicht geeignet, auch solche nicht, die viel Herumreisen erfordern, ohne daß dabei auf gesundheitliche Notwendigkeiten geachtet werden könnte. Immerhin gestalten sich auch hier die tatsächlichen Verhältnisse in der Praxis zuweilen günstiger als man ursprünglich annehmen sollte.

Ehe. Schwangerschaft.

Leute mit gut kompensiertem Herzfehler können grundsätzlich ruhig heiraten. Es ist statistisch nachgewiesen, daß der Verheiratete durchschnittlich ein höheres Alter erreicht als der Unverheiratete. Die in dieser Feststellung zum Ausdruck kommenden Folgen einer regelmäßigen Lebensweise machen sich auch bei Herzleidenden in günstigem Sinn bemerkbar.

Selbstverständlich, — und das braucht nach allem Vorangehenden kaum besonders betont zu werden, — ist jedes Übermaß im ehelichen Verkehr bei Erkrankungen des Herzens und der Gefäße zu vermeiden. Das gilt speziell für Herzmuskelerkrankungen und ausgeprägtere Arteriosklerose. Dekompensationserscheinungen und plötzliches Versagen des Herzens oder Bersten eines erkrankten großen Gefäßes sind sonst sicher zu erwarten. Der eheliche Verkehr bringt ein Ansteigen des Blutdruckes mit sich, dem brüchige Gefäße nicht immer gewachsen sind. Trennung der Schlafräume kann sich als zweckmäßig erweisen.

Auch Schwangerschaft wird von vielen Frauen mit kompensiertem Herzfehler gut vertragen. Eine allgemeingültige Regel läßt sich hier nicht aufstellen. Ärztliche Beobachtung während der Schwangerschaft ist in solchen Fällen immer geboten. Wenn Gefahr besteht, daß eine neue Belastung des Herzens, wie sie jede Schwangerschaft darstellt, der Kompensation des Herzfehlers ernstlich Abbruch tun würde, oder wenn früher durchgemachte Schwangerschaften eine Gefährdung der Mutter erkennen ließen, dann wird sich der Rat zur Vermeidung einer Schwangerschaft als notwendig erweisen, unter Umständen sogar die Unterbrechung einer bereits bestehenden Schwangerschaft erforderlich werden. Ein solcher Eingriff, der nur bei wirklicher gesundheitlicher Notwendigkeit für die Frau in Betracht kommt, bildet kein gleichgültiges Ereignis für das Herz, er wird um so leichter verlaufen, je früher er vorgenommen wird.

Im allgemeinen aber dürften derartige Gedankengänge nicht in Betracht kommen. Die Mehrzahl auch herzkranker Frauen verträgt Geburt und Wochenbett überraschend gut. Vielen Frauen bedeutet dauernde Kinderlosigkeit einen ständig nagenden Kummer, der ihr Herz mit der Zeit schwerer belastet, als es das einmalige Ereignis einer Geburt tun kann. Oft können kleine geburtshilfliche Eingriffe die Geburt selbst erleichtern und dadurch das Herz wünschenswert entlasten. Auch das Stillen des Kindes läßt sich nicht grundsätzlich widerraten. Nur der Einzelfall vermag hier Entscheidung zu bringen. An und für sich bedeutet das Stillen neue Belastung des Körpers und des Herzens. Es ist aber nicht einzusehen, warum ein Herz, das Schwangerschaft und Geburt gut, in Ausgeglichenheit und sozusagen in normaler Weise überstanden hat, nicht der verhältnismäßig leichteren Aufgabe des Stillens gewachsen sein soll.

Im übrigen muß sich die herzleidende Frau in (und unter Umständen vor) der Schwangerschaft rechtzeitig der Fürsorge eines Arztes anvertrauen. Von einem Fall zum andern wird jeweils das Rechte gefunden werden müssen.

Erholungsreisen. Luftkurorte.

Der Aufenthalt in frischer Luft, in freier Natur bedeutet für jeden Herzleidenden eine wahre Quelle der Gesundheit und des Wohlbefindens. Überfüllte Zimmer mit verdorbener, überhitzter Atemluft, geschwängert mit Tabakrauch und Biergeruch, erschweren infolge ihres Gehaltes an verbrauchter, unverwertbarer Atemluft die Atmung und belasten damit das Herz.

Wem es zu Hause, in gewohntem Kreis und eingefahrener Lebensweise möglich ist, gute Luft und Aufenthalt im Freien zu erhalten, für den ist eine Reise nicht notwendig. Für schwerer Herzleidende bedeutet Reisen immer eine Anstrengung, die erst durch längeren Aufenthalt am Reiseziel wieder ausgeglichen wird. Kurze Reisen empfehlen sich in solchen Fällen nicht. Für ein gut kompensiertes Herz ist aber eine kurze oder lange Reise, wenn sie einigermaßen vernünftig eingeteilt wird, gut erträglich. Für Menschen, die nie aus ihrem Beruf herauskommen, jeden Tag an den Schreibtisch oder ins Kontor gebannt sind, bringen sie willkommene Auffrischung und Erholung. Die Erholung, die von einem gut gewählten und gut ausgenützten Sommeraufenthalt mitgenommen wird, hält oft viele Monate lang an und bringt neue Kraft und Leistungsfähigkeit auch für das Herz.

Auf der Reise selbst wird es gut sein, allzuheiße Tage, überfüllte Züge, die womöglich die Notwendigkeit des Stehenmüssens mit sich bringen, zu vermeiden. Vielfach ist es möglich, sich bei rechtzeitiger Überlegung einen Tag herauszuwählen, an dem die Bahnen nicht überfüllt sind (wie es zu Beginn der Ferienzeiten, an Samstagen und Sonntagen der Fall ist). Auto- und Wagenfahrten auf schlechter Straße bereiten manchen Herzkranken Unannehmlichkeiten, weil das ständige Stoßen und Schütteln von ihnen unangenehm empfunden wird.

Der Ort des Erholungsaufenthaltes sollte nicht ohne ärztliche Beratung gewählt werden. Bei ungeeigneter Wahl kann das Gegenteil der erwünschten Erholung eintreten. Hochgebirgsorte (über 1000 Meter) kommen für Kranke mit Herzleiden oder stärkerer Arteriosklerose im allgemeinen nicht in Betracht. Es gibt ja nicht wenige Leute mit ausgeglichenen Mitralinsuffizienzen, die vorzügliche und leistungsfähige Bergsteiger sind. Aber ein großer Teil erholungsuchender Herzleidender bekommt in der dünnen, sauerstoffarmen Luft des Hochgebirges, die große Anforderungen an den Blutkreislauf stellt, Herzklopfen und ähnliche Beschwerden, fühlt sich unbehaglich und nervös, kann schlecht schlafen und wenig essen, — also lauter Dinge, die auf einer Erholungsreise auch vorübergehend nicht auftreten sollen. Dazu kommt, daß die Spazierwege in hochgelegenen Gebirgsorten meistens rasch ansteigen und die erwünschte Möglichkeit zu ebenen oder langsam ansteigenden Spaziergängen nicht gegeben ist. Luftfahrten mit ihrem jähen Wechsel der Höhenlage belasten schon durch die Blutdruckumstellung den Blutkreislauf außerordentlich und sind daher für Herz- und Gefäßkranke im allgemeinen nicht geeignet.

Auch der Aufenthalt am Meer tut vielen Herzleidenden nicht gut. Aufregungszustände, Pulsunregelmäßigkeiten, hochgradige Nervosität treten auf und lassen keine rechte Erholung aufkommen. Starke Winde belasten das Herz besonders. Infolgedessen sind beispielsweise die Nordseebäder für Herz- und Gefäßkranke weniger geeignet als die milder und ruhiger gelegenen Ostseebäder. Das Baden im Meer wird von zahlreichen Herzkranken nicht vertragen, die den Aufenthalt selbst angenehm empfinden. Der starke Wellenschlag, die Kälte des Wassers, die lebhafte Bewegung beim Schwimmen, — das sind eben lauter Dinge, die Körper- und Herzkraft neu belasten. Die Freude am Baden, das Vergnügen am Schwimmen läßt namentlich bei jüngeren Leuten sehr häufig über das zuträgliche Maß hinausgehen. Die Folge ist Steigerung etwa vorhandener Beschwerden und — auch bei ganz Gesunden — rasch zunehmende Nervosität. Bei einiger Achtsamkeit wird jeder in kurzem herausgefunden haben, was ihm gut tut und wie weit er mit seinen Anstrengungen gehen darf. Warme Seebäder werden dabei in der Regel besser vertragen als kalte.

Von ausgezeichneter gesundheitlicher Zuträglichkeit sind für die erholungssuchenden Herzkranken die Waldgegenden, die Mittelgebirgsorte und die Binnenseebäder. Für manche leichteren Herzbeschwerden wird ein ruhiger Aufenthalt in waldiger Gegend, mit schönen, ebenen oder langsam ansteigenden Spaziergängen, die sich methodisch steigern lassen, zum radikalen Genesungsmittel. Die Auswahl ist dabei in vielen Gegenden groß, und die Wahl wird im allgemeinen durch örtliche Nähe bestimmt werden können.

Dabei ist es nicht gut, sich unbedingt auf die bekannten großen und „fashionablen" Kurorte zu versteifen. Wer zur Erholung und Gesundung fortgeht, der kann vor der dort vielfach üblichen Überpflanzung großstädtischer Sitten nicht genug gewarnt werden. Der wirklich Erholungsuchende wird allerdings auch dort mit etwas Zielbewußtsein seine gesundheitlichen Absichten verwirklichen können. Im allgemeinen muß man sagen: auf dem Lande und im Erholungsort ist gute Verpflegung wichtiger als ein schönes Kurtheater. Aber schlechte Verpflegung ist dort immer noch besser als — eine gute Jazz-Band. Nur zwei, drei Tage „Rückkehr zur Natur", d. h. einer einigermaßen von Nervenreizen verschonten Lebensweise, — und auch eine fälschlich im voraus befürchtete Langeweile ist gänzlich verschwunden. Seele und Nerven ziehen sich fühlbar heraus aus dem Schlingnetz falscher Kultur. Mit ihnen wird der ganze Körper wieder ein anderer.

Bäder. Badekuren.

Bäder sind den meisten Herzkranken und Gefäßleidenden eine höchst willkommene Anregung. Sie stellen — in geeigneter Form — einen ständigen Jungbrunnen von neuem Kraftgefühl und Auffrischung dar. Kurze kalte Abwaschungen von Gesicht, Hals und Rumpf, wie sie der täglichen Hautpflege entsprechen, sind bei Kranken mit kompensiertem Herzen ohne weiteres anzuwenden. Alle angreifenden eigentlichen „Kaltwasserprozeduren", wie sie von fanatischen „Natur"aposteln gepredigt werden, — die in Wirklichkeit nichts mit Natur zu tun haben, sondern nur mit einem unnatürlichen, ausgeklügelten Zwangssystem, — schaden den Herzkranken sehr, aber ebenso schließlich der Mehrzahl der Gesunden. In gleicher Weise sind zu heiße Bäder, Dampfbäder und römisch-irische Bäder für Herzkranke zu anstrengend und daher meistens von Schaden. Die gewöhnlichen warmen Wannenbäder werden dagegen vorzüglich vertragen. Ihre Temperatur soll nicht mehr als 33—35° Celsius betragen, die Dauer 10 oder höchstens 15 Minuten nicht übersteigen. Am besten wird das Bad (ein oder zweimal in der Woche) abends genommen, damit nachfolgende Bettruhe keinen neuen Anspruch mehr an das Herz bringt.

Schwimmbäder sind nur mit Vorsicht zu gebrauchen. Schwimmen ist ein Sport, der an und für sich für ein krankes Herz nicht sehr geeignet ist und bei der leisesten Überanstrengung Herzbeschwerden verursacht. Auf keinen Fall dürfen sich Kranke auch mit gut kompensiertem Herzen ohne Aufsicht in tiefes Wasser wagen, denn plötzlich eintretende unangenehme Gefühle in der Herzgegend haben schon oft ein Menschenleben in große Gefahr gebracht. Wessen Herz oder Gefäßsystem nicht ganz in Ordnung ist, der muß unbedingt (was der Gesunde auch sollte) langsam sich abkühlen, bevor er ins Wasser steigt, Nacken, Schultern, Herzgegend erst mit dem kalten Wasser abkühlen. Plötzliche Abkühlung durch einen Sprung aus der Hitze ins Wasser kann unmittelbar Herzlähmung oder eine Gefäßzerreißung mit innerer Verblutung zur Folge haben. Manche plötzlichen Todesfälle beim Baden sind auf die Außerachtlassung derartiger wichtiger Vorsichtsmaßregeln zurückzuführen. Unmittelbar nach dem Essen empfiehlt es sich gleichfalls, nicht zu schwimmen und zu baden. Denn nach dem Essen ist das meiste Blut in die Verdauungsorgane geströmt, und ein Bad bedingt eine grundsätzliche rasche Umstellung der Gefäßverteilung, die nicht günstig für den Körper ist. Außerdem belastet der gefüllte Magen das Herz durch Hochdrängen des Zwerchfells unmittelbar, so daß auch hier ein vermeidbarer Widerstand zu überwinden ist.

Badekuren an den Orten mit Heilquellen stellen eines der Hauptmittel zur Wiederertüchtigung eines Herzens dar, das seine Kompensation verloren hatte oder gerade an der Grenze der Kompensation steht. Bei gut kompensierten Herzen sind sie nicht notwendig, bringen auch keinen anderen Nutzen als etwa ein Erholungsaufenthalt an einem schönen, Gelegenheit zu Wanderungen und Spaziergängen bietenden Luftkurort. Auf keinen Fall dürfen Herzkranke auf eigene Faust in irgendein Herzbad fahren und dort unbeaufsichtigt vom Arzt aufs Geratewohl eine Kur durchmachen. Die Heilquellen der Herzbäder stellen eine wirkungsvolle, eingreifende Medizin dar; ebenso wie andere Medikamente vermögen sie bei Gebrauch an falschem Ort oder in unrichtiger Dosierung nur Schaden anzurichten, aber keinen Nutzen. Auch die Auswahl der Orte für die Durchführung einer Badekur ist nicht gleichgültig. Auch sie muß dem Arzt überlassen bleiben. Ein Ort darf jedenfalls nicht allein deshalb gewählt werden, weil ein Bekannter dort Heilung seiner Beschwerden gefunden hat; denn das eigene Leiden kann ja bei ähnlichen Beschwerden auf ganz anderen Ursachen beruhen und bedarf daher auch anderer Behandlung.

Immerhin ist es tröstlich und beruhigend, daß in den Quellen verschiedener Badeorte uns ein so vorzügliches und sicher wirkendes Mittel zur Wiederherstellung eines nachlassenden Herzmuskels, einer dekompensiert gewordenen Klappenerkrankung, einer verstärkt auftretenden Arteriosklerose usw. zur Verfügung steht. Jene Quellen, die auf das Herz günstig einwirken, verdanken ihre Erfolge vor allem dem Gehalt an Wärme, Salz oder Kohlensäure. Am berühmtesten sind jene Quellen geworden, in denen diese drei Bestandteile vereinigt sind, also die „kohlensäurehaltigen Kochsalzthermen" (Thermen = heiße Quellen). Die Wärme des Bades führt zu einer erwünschten Andersverteilung des Blutes im Körper namentlich durch die Erweiterung der Hautgefäße, damit zum Abstrom des Blutes aus dem Innern des Körpers und zu einer Entlastung des Herzens.

Auch der Salzgehalt des Wassers reizt den Gefäßapparat der Haut und bewirkt durch die Erweiterung der Hautgefäße günstige Gestaltung der Kreislaufverhältnisse. Solbäder und warme Seebäder verdanken dieser Eigenschaft wohl den hauptsächlichen Erfolg ihrer Anwendung. Die Anzahl der Herzschläge wird im Solbad (Sole ist der Name für die stärker kochsalzhaltigen Wässer) herabgesetzt, der Herzschlag selbst beruhigt. Der Blutdruck wird anscheinend nicht wesentlich beeinflußt. Es ist bekannt, wie warm und angenehm man sich nach einem derartigen Bade fühlt. Das ist auf die Tatsache zurückzuführen, daß in die Poren der Haut überall etwas Salz eindringt, das die sonst zur Abkühlung führende Verdunstung verlangsamt. Die kleinen Salzkörnchen halten weiterhin noch längere Zeit nach Beendigung des Bades einen örtlichen Reiz auf die kleinen Hautgefäße aufrecht, der zu ihrer Erweiterung führt. Die Gefahr einer Erkältung ist infolgedessen nach Salzbädern herabgemindert.

Die Wirkung der gasförmig im Wasser enthaltenen Kohlensäure ist zunächst gleichfalls aus dem örtlichen Einfluß zu erklären. Die Nervenendigungen in der Haut werden durch das Anperlen der Kohlensäure erregt; das äußert sich in prickelnden und leicht stechenden Gefühlen. Gleichzeitig kommt es zu gesteigerter Blutzirkulation in der Haut, was sich in der Empfindung gesteigerter Wärme offenbart. Das erhöhte Wärmegefühl läßt das Bad wärmer erscheinen, als es in Wirklichkeit ist: ein Bad, das ohne Kohlensäuregehalt ein unangenehmes Frösteln hervorruft, erscheint bei Kohlensäuregehalt trotz der gleichen Temperatur angenehm warm. Der Einfluß auf das Blutgefäßsystem ist infolge der Erweiterung der Hautgefäße ein ähnlicher wie der der heißen Bäder, eine Ableitung des Blutes aus dem Innern des Körpers zur Haut hin; aber gewisse Nebenwirkungen der heißen Bäder treten nicht auf, was bei der Behandlung von Herzkranken sehr wichtig sein kann. Die Kohlensäurebäder spielen bei der Behandlung von Herzkrankheiten eine nahezu unersetzliche Rolle, weil sie eine ganz langsame Steigerung der Anforderungen an das Herz gestatten, eine vorzügliche „Übungstherapie".

Bei der Trinkkur hat die Kohlensäure an den Schleimhäuten der Verdauungsorgane — wie bei der Haut — einen erhöhten Blutstrom zur Folge. Dadurch wird die Fläche der Flüssigkeitsaufnahme vergrößert, es wird mehr Wasser aufgenommen und der Körper, Blut und Nieren gründlich durchspült.

Auf die einzelnen Herzbäder soll nicht eingegangen werden. Wenn man in einer der — zum Teil aus australischem Moaholz gefertigten — Badewannen die Milliarden von kleinen Kohlensäurekügelchen an sich aufsteigen sieht und das durch ihre Wirkung erzeugte prickelnde Wärmegefühl in allen Teilen der Haut vibrieren fühlt, versteht man die günstige Wirkung, über die die Kranken nach kurzer Zeit glücklich berichten. Je ruhiger man sich im Wasser verhält, um so kräftiger ist die Einwirkung der Kohlensäure auf die feinsten Nervenendigungen in der Haut, um so stärker erweitern sich die feinsten Hautgefäße, füllen sich mit Blut, und um so eindringlicher gestaltet sich das Wärmegefühl. So lassen sich die für die Herzbehandlung oft notwendigen kühlen Bäder ohne jedes Unbehagen und Frostgefühl ertragen. Die Verlangsamung der Herztätigkeit ist um so ausgesprochener, je niedriger die Temperatur des Bades ist. Auf schonendste und angenehmste Weise gelingt so bei allmählicher Abkühlung der Bäder eine methodische Übung des Herzmuskels. Geeignete Weganlagen in den Badeorten, nach wissenschaftlichen Gesichtspunkten erbaute geringer- oder höhergradige Steigungen tragen weiter zur systematischen Kräftigung des Herzens bei.

Kein törichtes Modevorurteil hat die sogenannten „Weltbäder" geschaffen: gewisse Krankheiten werden in der Tat nur durch bestimmte, anderwärts nicht durchführbare Kuren gebessert. Das liegt in der physikalischen und chemischen Beschaffenheit der Wässer begründet, in ihrer spezifischen Einwirkung auf den menschlichen Körper. In vielen anderen Fällen erweist sich aber ein derartiges Weltbad als ganz unnötig, und ein ruhiges, kleines Bad oder auch der Gebrauch einer Badekur im Hause leistet vorzügliche Dienste. Auf jeden Fall müssen die wunderbaren Gaben einer mildtätigen Natur, wie sie sich in den Heilquellen offenbaren, in weitem Umfang von der Heilkunde benützt werden. Zur Linderung und gänzlicher Befreiung von Beschwerden aller Art helfen sie in den meisten Fällen mehr als sämtliche künstlich hergestellten Medikamente. Kluge Ärzte haben daher die äußere Anwendung und den innerlichen Genuß heilkräftiger Quellen schon immer in ihren Behandlungsplan eingefügt, soweit es ihnen nur möglich war.

Sonnenbäder.

Sonnenbäder sind eine anstrengende Kur. Eine kurze Besonnung wird einem Kranken mit gut kompensiertem Klappenfehler nichts schaden. Von längeren Sonnenbädern ist durchaus abzuraten. Sie sind ein Mittel, um bei mißbräuchlicher Benützung schon beim Gesunden Herzstörungen hervorzurufen, für einen Herzkranken selbst also denkbar ungeeignet. Rasch wird es sonst zu Unbehagen kommen, zu Herzklopfen, Flimmern vor den Augen, Schwindelgefühl, und das ist ein Zeichen, daß die zuträgliche, sehr eng bemessene Grenze überschritten ist.

Luft- und Sonnenbäder können bei vernünftiger Anwendung Ausgezeichnetes leisten. Die Schädigungen infolge Mißbrauch und Übermaß dürfen nicht dem guten Prinzip zur Last gelegt werden. Zum Mißbrauch gehört die ausgedehnte Benützung von Sonnenbädern durch Herzkranke.

Arzneiliche Behandlung.

Soweit den Herzstörungen eine bestimmte Grundkrankheit zugrunde liegt, kann sich arzneiliche Behandlung als notwendig erweisen, also bei noch bestehendem Gelenkrheumatismus, bei Basedowherz, bei Syphilis, Stoffwechselerkrankungen usw. Im übrigen ist die Anwendung eigentlicher Herzmittel (Digitalis, Koffein usw.), die beim dekompensierten Herzfehler unter Umständen so verblüffende Wirkung erzielen, beim gut arbeitenden, kompensierten Herzen nicht angebracht. Es wird das Ziel des Arztes sein, ohne dieses Mittel das Herz auf möglichster Leistungsfähigkeit zu erhalten. Sache des Patienten ist es, durch Befolgung der Ratschläge, durch geeignete Lebensführung eine arzneiliche Behandlung überflüssig zu machen. Auch leichtere Herzbeschwerden lassen sich auf andere Weise vollkommen wieder vertreiben. Herzarzneimittel müssen für wirkliche Notfälle aufgespart werden. Dann werden sie auch viel wirksamer und besser Hilfe spenden können.

Verbindung mit anderen Krankheiten.

Treten bei einem Herzkranken andere akute Erkrankungen auf, eine Lungenentzündung, ein Typhus, eine Grippe, so ist man in der Mehrzahl der Fälle überrascht, wie ausgezeichnet das Herz der neuen Aufgabe gerecht wird. Natürlich muß von vornherein auf die Mehrbelastung des Herzens Rücksicht genommen werden. Hier zeigt sich der eingeborene Vorrat an Reservekräften aufs deutlichste, und um so mehr, wenn er durch geeignete Lebensführung erhalten blieb und gefördert worden ist. Grund zu Ängstlichkeit ist also — wie mmer — nicht gegeben, wohl aber — wie immer — Veranlassung zur Vorsicht.

Eine wichtige Regel für die Behandlung älterer Kranker ist es, daß sie nicht unnötigerweise im Bett liegen sollen. Dem Arzt, der das anordnet, wird oft von der Umgebung des Kranken nicht die richtige Unterstützung gebracht. Bei ständiger liegender Stellung bilden die Lungen den tiefsten Teil, ihre ordentliche Lüftung ist behindert, infolgedessen sammelt sich eine größere Menge Blut in ihnen an, und es kommt zu Entzündungserscheinungen. Sie lassen sich vermeiden, — und das ist äußerst wichtig, — wenn von vornherein darauf Bedacht genommen und der Kranke möglichst viel in sitzender oder halbsitzender Stellung gebettet wird, sei es im Bett oder in einem Lehnstuhl. Jedenfalls muß hier den Wünschen des Arztes gewissenhaft Rechnung getragen werden.

Dekompensationserscheinungen.

Kommt es eines Tages zu Dekompensationserscheinungen, — hierher gehören andauerndes Herzklopfen und Herzbeschwerden, Atmungsnot, Angst- und Beklemmungsgefühle, Pulsunregelmäßigkeiten, Rückgang der Harnmenge, Anschwellung der Füße in der Knöchelgegend usw. —, so muß sich der Kranke richtig und verständig benehmen. Er muß wissen, daß die Störungen bei geeignetem Verhalten wieder ausgleichbar sind, bei ungeeignetem Benehmen aber nur sehr langsam und schwer sich wieder zurückbilden. Er wird also nicht lange herumziehen und sich über das Mögliche hinaus zwingen wollen, sondern das Bett aufsuchen und den Arzt kommen lassen.

Gerade in solchen Fällen erweist sich deutlich der Unterschied zwischen einem Kranken, der von der Art und den Eigentümlichkeiten seiner Krankheit unterrichtet ist, und einem, der wie ein Blinder diesen Erscheinungen gegenübersteht. Der unterrichtete Kranke schöpft sogleich Verdacht, daß es sich um Dekompensationserscheinungen von seiten des Herzens handeln wird, ein paar Worte des Arztes genügen, um ihn richtig ins Bild zu setzen, und er weiß, daß der ärztliche Rat darauf hinzielt, die Kräfte des Herzens, die gerade etwas nachlassen, wieder zu heben, und daß das möglich ist. So stellt er sich von vornherein gleich richtig ein.

Der ununterrichtete Kranke dagegen weiß gar nicht, warum er plötzlich Schwellungen an den Füßen bekommt oder Atmungsbeschwerden (also „Lungen‘‘ erscheinungen). Er läßt die Füße warm baden oder massiert sie oder macht Umschläge, oder nimmt Hustentropfen oder inhaliert lösende Wässer, — lauter Dinge, die natürlich vollkommen versagen müssen, weil sie ein örtliches Zeichen angreifen wollen, ohne die Ursache seiner Entstehung zu berücksichtigen. Es werden Nachbarn und Bekannte gefragt, die einmal Husten hatten oder einen Gelenkrheumatismus, und die im besten Glauben das empfehlen, was ihnen damals geholfen hat. Aber hier versagen die Mittel. Die Zeit vergeht, der Kranke wird immer schwächer, kommt von Kräften, die Beschwerden steigern sich.

Am Schluß wird der Arzt gerufen, der jetzt nur mit größter Mühe oder gar nicht mehr erreichen kann, was anfänglich in wenigen Tagen gelungen wäre. An solchen sehr häufigen Beispielen erkennt man deutlich, daß jedenfalls die Herzkrankheiten zu jenen Leiden gehören, über deren Eigenart der Kranke genau unterrichtet sein muß.

14. Lebensführung bei kranken Blutgefäßen.

Die Lebensführung bei kranken Blutgefäßen ist vielfach dieselbe wie die Lebensführung bei krankem Herzen. Das muß schon deshalb so sein, weil Erkrankungen der beiden Teilgebiete des Blutkreislaufsystems oft in engem Zusammenhang miteinander stehen. Es muß aber auch aus dem Grunde der Fall sein, weil Maßnahmen, durch die die Gefäße, die Ausläufer des Kreislaufsystems, entlastet werden, auch seinem Mittelpunkt, dem Herzen, unmittelbar Gutes bringen. Wesentliche Bestandteile der Ausführungen über die „Lebensführung bei krankem Herzen" sind also ohne weiteres in diesen Abschnitt zu übernehmen. Immerhin erweisen sich noch einige Ergänzungen als nötig, die speziell auf die Eigenheiten eines Körpers mit kranken Blutgefäßen Bedacht nehmen.

„Kranke Blutgefäße", dieser Ausdruck ist praktisch häufig gleichbedeutend mit dem Vorhandensein einer verstärkten oder frühzeitigen Arteriosklerose. Auch der Arteriosklerotiker hat keinen Grund, überängstlich über alle Schritte und Handlungen zu wachen. Eine geringgradige Arteriosklerose ist eine durchaus normale, nicht als krankhaft zu bezeichnende Alterserscheinung. Nur da, wo sie verstärkt oder in jugendlichen Jahren in Erscheinung tritt, muß ihr die Vorsicht entgegengebracht werden, wie sie bei allen chronischen krankhaften Veränderungen angebracht ist. Die Lebensweise muß genau geregelt werden, — nach den Grundsätzen der Vorsicht und Mäßigkeit, wie sie sich als notwendig für die Lebensführung bei krankem Herzen zu erkennen gab. Es ist ganz falsch, aus einem merkwürdigen Gefühl des „Sichschämens" heraus ein vorhandenes Grundleiden verbergen zu wollen. Es hat keinen Sinn, unnötigerweise davon zu sprechen. Aber es ist entschieden unrichtig, den Eindruck eines ganz Gesunden erwecken zu wollen: da kommt es zu jenen gesundheitlichen Ausschreitungen, zu jenem, nur in der Jugend gestatteten Über-die-Schnur-hauen, wodurch ein sich nicht bemerkbar machendes Leiden verschlimmert wird und zu schweren Erscheinungen führt.

Die Häufung von kleinen und großen Schädlichkeiten erzeugt schließlich die akute Verschlimmerung, wie sie viele Krankheiten erst hervorruft. „Denn die Krankheiten", sagt Hippokrates, „befallen die Menschen nicht sofort, sondern, nachdem sie sich nach und nach angesammelt haben, zeigen sie sich in ihrer Fülle".

Die Gefahr bei fortgeschrittener Arteriosklerose besteht in der Brüchigkeit der Gefäße, in der Möglichkeit des Berstens und damit der innerlichen Blutung an irgend einer Stelle (Gehirnschlag usw.). Dieser Gefahr muß nach Möglichkeit vorgebeugt werden. Alle Dinge, die den Blutdruck erhöhen, sind deshalb zu unterlassen oder zu vermeiden. Wenn sich im Innern des Gefäßsystems Blutgerinnsel gebildet haben, muß darauf geachtet werden, daß es durch geeignetes Verhalten nicht zu einer Embolie kommt, d. h. zu einer Loslösung derartiger Blutgerinnsel und ihrer Verschleppung in kleinere Gefäße, die sie verstopfen.

Überanstrengung.

Überanstrengung geht in der Regel mit teilweise sehr beträchtlicher Erhöhung des Blutdrucks einher. Sie bedeutet also eine Gefahr für den Arteriosklerotiker. Geistige und seelische Erregungen sind von dem Kranken unter Aufbietung allen Scharfsinnes fernzuhalten. Es ereignet sich im Leben nicht selten, — und manches Bühnenstück macht sogar von dieser Tatsache Gebrauch, — daß jemand nach einem heftigen Zornesausbruch „vom Schlag getroffen" wird und umsinkt. In solchen Fällen ist infolge der Blutdruckerhöhung, wie sie durch die Aufregung hervorgerufen wurde, eine Blutung aus einem geborstenen Gefäß im Gehirn oder an den Kranzarterien des Herzens erfolgt.

Geistige Anstrengung ruft Blutandrang zum Kopf hervor. Eine Überarbeitung muß hier vermieden werden. Es darf aber nicht geschehen, daß einem bisher vielbeschäftigten Kopfarbeiter die geistige Tätigkeit mit einem Schlag für dauernd entzogen wird; dieses Verfallen ins andere Extrem könnte plötzlichen Zusammenbruch im Gefolge haben. Es muß vielmehr die geistige Arbeit auf ein verständiges und erträgliches Maß zurückgeführt werden. Auch die geistigen und körperlichen Erregungen des geschlechtlichen Verkehrs können bei Übermaß ungünstig einwirken.

Körperliche Anstrengungen sind besonders dann bedenklich, wenn sie zu erhöhtem Druck in den Hirngefäßen führen. Rumpfbeugen, Gartenarbeiten, also Anstrengungen mit vornübergebeugtem Kopf, sind darum zu vermeiden. Das Heben allzuschwerer Lasten ist zuweilen von augenblicklicher Gefährlichkeit. Heftige Preßbewegungen steigern den Blutdruck und damit die Gefahr einer Gefäßzerreißung. Regelmäßige, leichte Darmentleerung ist daher mit allen Mitteln anzustreben; geeignete Kost ist dabei das Wichtigste.

Ernährung.

Die Regel der kleinen, wiederholten Mahlzeiten unter Vermeidung der einmaligen Aufnahme großer Nahrungsmengen gilt auch für Arteriosklerotiker. Übermäßiges Essen und Trinken fördert den Blutandrang zum Kopf. Daher der „rote Kopf" nach einem üppigen Essen und daher die Gefährdung von Leuten mit Arteriosklerose der Hirngefäße, die sich einem derart üppigen Mahl aussetzen. Die gemischte Kost ist auch hier am geeignetsten. Fleisch sollte nicht im Übermaß genossen werden; es ist jedoch nicht nötig, es gänzlich vom Kostzettel zu streichen. Ausgedehnte Anwendung scharfer Gewürze ist nicht zuträglich.

Für alkoholische Getränke, Kaffee und Tee gilt dasselbe, was im vorigen Abschnitt über ihren Gebrauch bei Herzkranken ausgeführt wurde. Rauchen ist am besten ganz zu unterlassen. 2 oder 3 leichte Zigarren müssen bei nicht zu schweren Fällen jedenfalls als tägliches Höchstmaß gelten.

Luft= und Badekuren.

Die Mahnung, nicht einfach ins kalte Wasser zu springen und beim Baden insbesondere nach dem Essen vorsichtig zu sein, muß für Leute mit kranken Blutgefäßen mit schärfstem Nachdruck wiederholt werden. Plötzliches Versinken infolge Schwindelgefühls oder Ohnmachtsanfalles oder eine gefährliche Gefäßzerreißung kann die Folge sein.

Was die Auswahl von Luftkurorten und Sommerfrischen anbelangt, so gilt in gleicher Weise wie bei Herzkranken die Einschränkung, daß Hochgebirgsorte (über 1000 m) für Leute mit Arteriosklerose oder Aortenaneurysma nicht geeignet sind. Auch Ost- und Nordsee kommen nur zum Teil in Betracht, während die Küsten des Mittelländischen Meeres als klimatischer Winterkurort eher in engere Auswahl gezogen werden können. Waldreiche Gegenden oder Mittelgebirgsorte eignen sich am besten für den Aufenthalt derartiger Kranker.

Auch hier kommen Heilquellkuren nur mit ärztlicher Auswahl und unter ärztlicher Leitung in Betracht. Kohlensäurebäder sind — entgegen einer verbreiteten Laienmeinung — durchaus nicht immer am Platz. Warme Kochsalzquellen und andere warme Bäder bewähren sich oft vorzüglich. In jedem einzelnen Fall muß neue Beurteilung stattfinden.

Arzneiliche Behandlung.

Behandlung des Grundleidens, das den Gefäßstörungen zugrunde liegt (Syphilis, Gicht, Nierenleiden, Stoffwechselerkrankungen), verspricht auch bei vorgeschrittenen Beschwerden noch Aussicht auf Erfolg. Ein ausgebildetes Aneurysma der Aorta kann sich, wenn es durch Syphilis hervorgerufen wurde, unter antisyphilitischer Behandlung ganz wesentlich verkleinern und zurückbilden.

Im übrigen tritt die arzneiliche Behandlung derartiger Erkrankungen gegenüber dem Einfluß der allgemeinen Lebensführung in den Hintergrund. Gegenüber jenen laut angepriesenen Mitteln, die eine Heilung der Arteriosklerose mit einem Schlag verheißen, ist Mißtrauen am Platz. Enttäuschungen werden sonst unausbleiblich sein. Auf jeden Fall kann arzneiliche Behandlung niemals die richtige Lebensführung ersetzen oder darf gar in dem Gedanken gebraucht werden, daß man ruhig darauf lossündigen könne, wenn man nur die Medizin ordentlich einnehme. Das ist nicht der Fall. Bestimmte Medikamente können in geeigneten Fällen eine Unterstützung des sonstigen Verhaltens mit sich bringen, — mehr auf keinen Fall.

Wenn hier eine Reihe von drohenden Gefahren bei Arteriosklerose usw. aufgezeigt wurde, so ist entschieden zu beachten, daß es sich um Fälle handelt, die sich fast immer bei Überlegung, Vorsicht und bedachter Lebensweise vermeiden lassen. Deshalb wurde auch auf sie hingewiesen. Manche Arteriosklerotiker sind überängstlich, sie erschrecken schon, wenn sie die Bezeichnung ihres Leidens hören, so daß der Arzt zu Umschreibungen gezwungen ist. Es ist nun allerdings von ganz besonderer Bedeutung, daß Arteriosklerotiker sich keine überängstlichen Sorgen um ihre Krankheit machen. Sie leiden darunter außerordentlich und verschlechtern durch derartige unfruchtbare Sorgen unmittelbar ihr Leiden und ihre Beschwerden. Denn gerade ruhige, hoffnungsfreudige Stimmung bessert ganz auffallend die Beschwerden von Gefäßkranken, während mißmutige, sorgenvolle, deprimierte Stimmung sie steigert. Nur nützt es natürlich nichts, einen Kranken, nur um ihm gute Stimmung zu bereiten, zur Unvorsichtigkeit zu verleiten. Es ist unrichtig, den Kopf in den Sand zu stecken. Denn im Unterbewußtsein meint der Kranke dann doch immer, was Wunder für Gefahren er ausgesetzt ist. Während die Vorweisung der Gefahren die Möglichkeit ihrer rechtzeitigen Vermeidung ergibt.

Nicht der ist krank, der irgendwelche mit dem Alter unvermeidliche Gefäßveränderungen in seinem Körper birgt, sondern der, der ohne Rücksicht darauf und über seine Kraftverhältnisse hinaus die ihm zur Verfügung stehenden Kräfte nutzlos und gedankenlos vergeudet.

15. Sport und Herz.

Das Ziel vernünftigen Trainings ist die gleichmäßige Ausbildung aller Organe des Körpers bis zu ihrer größten erreichbaren Leistungsfähigkeit. Erst wenn jedes Organ den Höhepunkt seiner Funktionstüchtigkeit erreicht hat, ist der ganze Körper imstande, den hohen Anforderungen des Sportes Genüge zu tun. Der Mittelpunkt aller leiblichen Tätigkeit, aller sportlichen Arbeit, ist das Herz. Ein muskelstarker Körper ohne Höchstausbildung des Herzens ist unfähig zu erfolgreicher sportlicher Betätigung.

Erste und vordringlichste Aufgabe des Trainings beim herzgesunden Menschen muß demnach heißen: Übung und Kräftigung des Herzens. Im allgemeinen muß dabei diesem Punkt zunächst eigene Aufmerksamkeit gar nicht gewidmet werden. Gleichmäßig und zielbewußt fortschreitende Körperübungen, die beharrlich nach größeren Aufgaben streben und dabei Überanstrengungen des Körpers vermeiden, bewirken ganz von selbst zunehmende Kräftigung des Herzens.

Wenn erhöhte Anforderungen an einer Stelle des Körpers auftreten, wenn beispielsweise die Glieder beim Turnen mehr arbeiten als gewöhnlich und daher ihre Muskeln mehr Sauerstoff verbrauchen, dann muß das Herz in der Lage sein, augenblicklich mehr Blut an die betreffende Stelle zu schicken. Das Herz hilft sich in solchen Fällen erhöhten Bedarfs, indem es sich kräftiger und ausgiebiger zusammenzieht; dadurch kann es eine größere Blutmenge aussenden. Gleichzeitig zieht es sich in der Zeiteinheit rascher zusammen und dehnt sich rascher wieder aus als unter normalen Zuständen. Diese raschere Arbeit macht sich durch Beschleunigung des Pulses bemerkbar.

Je geübter das Herz ist, um so rascher und zweckmäßiger wird es Antwort auf die erhöhte Anforderung zu finden wissen. Ein sportgeübtes, sporttüchtiges, trainiertes Herz reagiert rasch und ohne überflüssigen Kraftaufwand auf die neue Belastung. Vor allem ist bei ihm die Energie des einzelnen Herzschlages gehoben, so daß es einer Beschleunigung erst allmählich bedarf. Wenn ein Geübter sich etwa der ihm gewohnten Anstrengung des Diskuswerfens unterzieht, schlägt daher sein Puls nach der Übung kaum schneller als vorher. Der Ungeübte, Nichtgewöhnte, der gleichzeitig mit ihm dieselbe Körperanstrengung unternommen hat, hat dagegen einen stark beschleunigten Pulsschlag, er greift sich an die Brust und sagt: „Jetzt habe ich aber ordentlich Herzklopfen bekommen…“

Etwas „Herzklopfen“ ist bei sportlichen Anstrengungen noch keineswegs als krankhaft aufzufassen. Nur wenn es sich stark geltend macht, so ist das — abgesehen von jenen Fällen, wo es Ausdruck einer Nervosität sein kann, — ein Zeichen für eine übermäßige Beanspruchung des Herzens. Das Warnungszeichen ist wohl zu beachten. Ein lebender Organismus unterscheidet sich vom unbelebten, von einer Maschine, dadurch, daß seine Inanspruchnahme nicht rein Abnützung herbeiführt, sondern infolge der Übung gesteigerte Leistungsfähigkeit im Gefolge hat. Aber das gilt doch nur bis zu einem gewissen Grade, wie überhaupt die Gesetze des Lebendigen nur innerhalb bestimmter Grenzen gültig sind. Überspannung der Kräfte führt zur Schädigung. Ein übermäßig in Anspruch genommenes Herz, dem nicht rechtzeitig Gelegenheit zum Ausruhen geboten wird, erleidet eine Überdehnung seiner Wandungen, eine „Herzerweiterung“. Solcher Schaden kann sich, wie wir schon früher sahen, restlos wieder ausgleichen, bei fortgesetzter Überanstrengung sich aber auch für die Dauer festsetzen. Gesundheitliches Befinden wie sportliche Leistung werden dadurch in gleichem Maße herabgedrückt. Weise, vorbedachte Steigerung der Anforderungen, keine schroffe Forcierung, rechtzeitige ausgiebige Ruhe werden vor solcher Herzschädigung bewahren. Wenn zu der sportlichen Überanstrengung noch eine andere Schädlichkeit tritt, kann es leichter zu einer Gefährdung des Herzens kommen. So ist ein Herz besonders wenig widerstandsfähig, wenn seine Kraft durch Mißbrauch von Alkohol und Nikotin, durch gewisse Infektionskrankheiten herabgesetzt ist; hier ist doppelte Vorsicht vonnöten bzw. gänzlicher Verzicht auf das Genußgift.

Das höhere Alter ist an und für sich noch kein Grund, mit dem Sport auszusetzen. Im Gegenteil, der Sport, vernünftig betrieben, ist auch in späteren Lebensjahrzehnten ein Jungbrunnen körperlicher Kraft und Leistungsfähigkeit. Wer aber mit vierzig Jahren und später erst mit sportlichen Übungen beginnen will, der tut zweifellos gut daran, erst von einem Arzt die Beschaffenheit seines Herzens und seiner Blutgefäße untersuchen zu lassen und dann auch darauf zu hören, was ihm von sachverständiger Seite über die Art und Ausübung des Sportes geraten wird. Manche Leute in vorgerücktem Alter werden plötzlich von einem falschen Ehrgeiz getrieben, nun auch das zu leisten, was langtrainierte Jugendliche können, oder sie wollen durch angestrengte Leibesübungen übermäßigen Fettansatz losbekommen. Die Folge dieses unberechtigten und gesundheitlich unzulässigen Bestrebens ist schwere Schädigung, zuweilen noch Schlimmeres. In einem Alter, wo kein Organ des Körpers mehr die ehemalige Elastizität der Jugend besitzt, auch Herz und Gefäße nicht, muß man sich bewußt von solchen Unvernünftigkeiten fernhalten.

Die Art des ausgeübten Sportes wirkt auf Herz und Gefäße in verschiedener Weise ein. Besondere Vorsicht ist bei solchem Sport erforderlich, der infolge dauernder gleichmäßiger Anstrengung das Herz stark belastet (z. B. Radfahren, Rudern, Skifahren, unter Umständen auch Bergsteigen, das oft an die Erreichung eines bestimmten, über die Kraft gesteckten Zieles gebunden ist). Bei gleichmäßig bedachter Steigerung kräftigen aber gerade auch diese Sportarten, ebenso Schwimmen, das Herz. Weniger Gefahr besteht im allgemeinen bei Sport mit wechselnder Muskelbelastung (Tennis, Reiten, Wandern, Golf). Die verhältnismäßige Schonung, die der Jagdsport für Herz und Gefäße mit sich bringt, macht ihn im höheren Alter so beliebt.

Jedenfalls verlangt der Zustand des Herzens und der Gefäße Individualisierung der sportlichen Betätigung. Mencher, dessen Herz den Anforderungen des Radsportes nicht gewachsen ist, stellt in bester Form seinen Mann bei Wandersport, Turnspielen, Tennis, Leichtathlethik, oder ist ein vorzüglicher, ausdauernder Reiter. Es wäre ein Unrecht gegen sportfreudige Menschen, ihnen den Sport ganz zu verbieten, weil ihr Herz vielleicht bei einer Sportart versagt hat. Da muß eben die richtige, zuträgliche Art herausgesucht werden.

Leute mit nervösen Herzbeschwerden — und es gibt deren erstaunlich viele —, die bei kleinsten Erregungen schon Herzklopfen bekommen und niemals daran dachten, als Sportsleute etwas Richtiges leisten zu können, haben bei vorbedachter sportmäßiger Ausbildung schon Ausgezeichnetes erreicht. Im Gegenteil: nervöse Herzen erstarken und kräftigen sich oft ungeahnt bei vorsichtiger und sachverständig geleiteter sportlicher Ausbildung, zumal hier übertriebene Gedanken von den Beschwerden abgezogen und auf ein neues Ziel körperlicher Ertüchtigung gelenkt werden.

Sich selbst beobachten, — das ist eine der wichtigsten Regeln für den sporttreibenden Mann, ganz besonders im höheren Alter. Nur wer sich selbst beobachtet, wird merken, was im einzelnen für ihn gut ist, was er vertragen kann, und was umgekehrt seine Kräfte und Fähigkeiten übersteigt. Dann muß man allerdings auch hören auf die Mahnungen des Körpers und darf beispielsweise bei vorgerückten Jahren nicht aus einer Art falscher Eitelkeit heraus meinen, immer noch leisten zu können, was man vor zehn oder zwanzig Jahren ausführen konnte. Nicht der ist jung geblieben, der ohne Rücksicht auf die hohe Zahl der Jahre zu erzwingen sucht, was einem Jüngling zukommt, sondern der, dessen Körper infolge richtiger Behandlung und Beanspruchung seinem Willen so gut und so beschwerdelos gehorcht wie der jugendlich elastische Körper dem Zwanzigjährigen. Wer bedachtsam den Sport seinem Alter angemessen betreibt, für den wird er auch in höherem Alter eine Quelle der Freude und des Wohlgefühls, eine Verbindungsbrücke zu wahrer Körper- und Seelenjugend werden.

Das Problem der Vereinigung von Herzkrankheit und sportlicher Betätigung ist eine schwierige Frage. Sie ist nicht allgemein zu lösen, sondern jeder einzelne Kranke muß von dem Arzt, der den Herzleidenden seit längerer Zeit bereits kennt und beobachtet hat, für sich beurteilt werden. Körperliche Bewegung in reichem Maße ist bei ausgeglichenen Herzfehlern nur erwünscht. Und es gibt zahlreiche Menschen, die mit ausgeglichenen Herzklappenfehlern von vernünftiger sportlicher Betätigung viel Gutes verspüren. So wird es nicht nötig sein, das früher nahezu selbstverständliche Sportverbot bei Herzkranken allgemein auszusprechen, sondern je nach der Art und dem Grad des Herzleidens wird vorsichtige und geregelte sportliche Betätigung unter Umständen im Interesse des seelischen Zustandes mancher Kranker sogar zu wünschen sein. Auf jeden Fall muß ein Mensch, dessen Herz oder Gefäße nicht völlig intakt sind, in ganz besonders gewissenhafter und vorsichtiger Weise jede Überanstrengung beim Sport vermeiden.

*　　*　　*

Aus tiefem, eingeborenem Reservequell schöpft das Herz seine erstaunlichen Fähigkeiten zur Umstellung von Gestalt und Arbeitsfähigkeit. Es gleicht darin der Einzelzelle, der auch von Anbeginn ihres Lebens an scheinbar unerschöpfliche Energien zur Verfügung stehen, bis sie sich in bestimmter Richtung festgelegt, differenziert hat und nun alle Spannkräfte auf die Vollendung des ihrem Wesen entsprechenden Strebens richtet.

Eine Grenze für Umgestaltung und Arbeitsleistung ist freilich hier wie dort gegeben, Fortführung der Entwicklung ins Unbeschränkte ist nicht durchführbar. Endlichkeit heißt die Losung alles bekannten organischen Gefüges. Endlichkeit ist auch das Gepräge menschlicher Organe. Innerhalb der Grenzen des Endlichen aber scheinbar unbegrenzte Vielheit und Wandlungsfähigkeit, — das ist der Eindruck des Lebens auf menschliches Erkenntnisstreben.

Register.